科学用药有"画"说

总主编 —— 刘丽宏

副主编 —— 陈 慧

科学用药有"画"说
慢阻肺病

主 编 方晴霞

副主编 邵燕飞 杨 丽 封宇飞
　　　 菅凌燕 杨建华

参 编 卢晓阳 刘晓东 杨秀丽
　　　 夏 雨 徐晓涵 蒲 文
　　　 于晓佳

绘 图 张秋霞 万 艺

中国科学技术大学出版社

内 容 简 介

本书聚焦慢阻肺病，包含慢阻肺病概述、抗慢阻肺病的选药、抗慢阻肺病的用药、抗慢阻肺病用药安全、抗慢阻肺病生活知识等内容，主要回答了大众在慢阻肺病治疗和预防以及在日常生活中如何科学用药，将丰富大众的相关药学知识，增进身体健康。

图书在版编目(CIP)数据

科学用药有"画"说. 慢阻肺病 / 方晴霞主编. -- 合肥 ：中国科学技术大学出版社，2024.
12.-- ISBN 978-7-312-06173-8

Ⅰ. R452-49

中国国家版本馆 CIP 数据核字第 2024Q310D5 号

科学用药有"画"说：慢阻肺病
KEXUE YONGYAO YOU "HUA" SHUO：MANZUFEI BING

出版 中国科学技术大学出版社
　　　安徽省合肥市金寨路96号，230026
　　　http://press.ustc.edu.cn
　　　https://zgkxjsdxcbs.tmall.com
印刷 合肥华苑印刷包装有限公司
发行 中国科学技术大学出版社
开本 787 mm×1092 mm　1/16
印张 13.25
字数 166千
版次 2024年12月第1版
印次 2024年12月第1次印刷
定价 40.00元

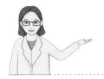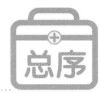

总序

　　慢病，又称慢性非传染性疾病。这类疾病一般病程长、暂无彻底治愈方法，需要持续开展药物等治疗以控制病情，若病情控制不佳将导致病情恶化。常见的慢病包括心血管疾病、癌症、糖尿病、慢性呼吸道疾病等，是严重威胁民众健康的一类疾病，是我国经济社会发展面临的重大公共卫生问题。

　　党和国家高度重视慢病防治工作。2016年，《"健康中国2030"规划纲要》发布，提出"实施慢性病综合防控战略"；2017年，《中国防治慢性病中长期规划(2017—2025年)》印发，进一步对之后几年"降低慢病导致的过早死亡率，提高居民健康期望寿命，控制慢病疾病负担"提出具体要求。

　　遗传、环境和一些可改变的行为，如吸烟、过量饮酒、不健康饮食、缺乏体育活动等，是导致慢病的危险因素。对这些危险因素加以控制，强化慢病早期筛查和早期发现，推动疾病治疗向健康管理转变，是减少慢病发生的长远之计。而对于已确诊的慢病患者，给予有效的药物治疗和综合干预，减少慢病急性发作入院，是延缓慢病进展的当务之急。

　　目前，我国每万人医疗供给的医务人员数量仅能勉强达到全球平均水平，远低于同样老龄化问题突出的日本，其中药学专业人员数量更是不到日本的1/6。随着我国老龄化的加剧，未来的情况还会更加严峻。如何在全国药学人员数量绝对不足，且不同区域、不同机构服务质量不一的情况下，尽可能提供覆盖更大范围人群的、高质量的、均质化的慢病管理和药学服务成为药学行业的难题。

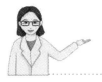

　　2019年，依托中国药学会药学服务专业委员会的药学专家资源，我们启动了系列药学服务科普图书的编写工作。一方面，图书面向一线药师和医务人员，希望对顶尖医院药师的合理用药知识等隐形资产进行梳理，形成系统性的指引，将高质量的药学服务尽快推广到全国；另一方面，图书面向患者和社会大众，响应"健康第一责任人"的理念，希望用科普的形式推动个体、家庭和社会的参与，促进群众形成健康的行为和生活方式，安全有效地使用药品。

　　本套书含10个分册，包括药学部分和慢病部分。药学部分包含药物总论、精准用药和中医药3个分册，系统普及药品的生产、剂型、相互作用、个体化使用等通用性知识，分别由我带领的两个团队和北京中医药大学东直门医院洛阳医院曹俊岭院长带领的团队编写。慢病部分包含高血压、高脂血症、糖尿病、骨质疏松、消化系统疾病、慢阻肺病、肿瘤7个慢病分册，系统普及该类疾病的概述、选药、用药及慢病管理等知识，分别由四川大学华西医院徐珽主任、上海交通大学医学院附属第六人民医院郭澄主任、南京鼓楼医院葛卫红主任、上海交通大学医学院附属瑞金医院卞晓岚主任、中国科学技术大学附属第一医院（安徽省立医院）沈爱宗主任、浙江省人民医院方晴霞主任、中国医学科学院肿瘤医院李国辉主任牵头组织编写。整个编写团队由全国40余家三级医疗机构230余名热爱科普的药师组成。

　　为了兼顾"生动的科普读物"和"专业的药学服务图书"的双重定位，每个分册都采用"情景剧+科普小知识"配对的形式呈现。其中"科普小知识"部分

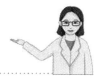

是每节的核心，是情景剧的科学内核；"情景剧"部分则是将知识点以角色对话形式呈现的趣味表达。整套书从构思、编写、配图到最终修改定稿历时逾5年。在此，对编写团队各位成员的坚持表示深深的感谢！也期待这样的知识呈现形式能得到大家的喜爱！

最后，真诚地希望更多的个人和家庭可以通过阅读这套科普图书更加深入地了解疾病和用药知识，用好药品"武器"，促进慢病控制达标，享受健康生活。

中国药学会药学服务专业委员会、中日友好医院

刘丽宏

2024年9月

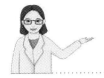
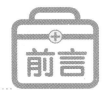

前言

　　慢性阻塞性肺疾病（COPD，以下简称慢阻肺病）是常见的慢性呼吸系统疾病，在我国呈现高患病率、高死亡率和高疾病负担等流行病学特征，已经成为仅次于心脏病和脑血管疾病的"隐形杀手"。近年来，由于人口老龄化加剧、吸烟人群庞大及二手烟暴露风险增大、室内外空气污染以及结核感染等因素的持续存在，再加上所用药物和药物装置的特殊性，慢阻肺病的防控形势更加严峻。

　　慢阻肺病的早防早治在治疗中有着极高的临床价值。为了加强公众对慢阻肺病和治疗慢阻肺病药物的认知，提高安全用药和科学用药水平，浙江省人民医院方晴霞主任药师发起并担任主编，浙江中医药大学附属杭州市中医院邵燕飞主任药师、北京大学第三医院杨丽主任药师、北京大学人民医院封宇飞主任药师、中国医科大学附属盛京医院菅凌燕教授、新疆医科大学第一附属医院杨建华主任药师担任副主编，并与浙江大学医学院附属第一医院卢晓阳主任药师、中国医科大学附属盛京医院刘晓东副教授、浙江省人民医院杨秀丽主任药师、北京大学人民医院夏雨副主任药师、北京大学第三医院徐晓涵主管药师、新疆医科大学第一附属医院蒲文副主任药师、首都医科大学附属北京朝阳医院于晓佳主管药师组成编写团队，共同编写了本书。编写团队成员都为多年从事一线临床工作的资深药师，大家倾注多年心血编写了本书。

　　本书包含5章，围绕慢阻肺病概述、选药、用药、用药安全、生活知识等展

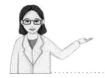

开。在每章中，围绕每个主题形成一个科普故事，每个故事讲述3个相关的核心知识点。第1章主要围绕疾病的诊断、流行病学、发病原因以及药物治疗原则展开，以提高患者对疾病的认知并形成长期规律治疗的观念。第2章主要介绍疾病的重点治疗药物，如吸入性糖皮质激素、β_2受体激动剂、抗胆碱能药物、茶碱类药物、抗菌药物、止咳祛痰药、疫苗等，介绍这些药物的作用机制、安全性以及注意事项等。第3章主要介绍药物装置的使用和各类药品的保存方式，部分内容还引入视频，帮助公众深入了解相关知识。第4章详细列出重点药物在使用中的常见不良反应，以及相应的预防措施。第5章主要介绍一些延缓病情进展的生活方式，如戒烟、肺功能训练、氧疗和运动方式等。

每个故事均采用情景漫画方式呈现，通过几位角色的虚拟就诊情景对话，将深奥的医药专业知识以深入浅出的形式表达出来，增加阅读趣味性。在每个故事的最后，我们将专业知识加以总结和归纳，整理成"干货"（科普小知识）。这样的编写形式是我们第一次尝试，大家都为此穷尽了巧思。在此，向编写团队各位成员和合作单位表示深深的感谢！

在定稿之际，为了确保编写内容的科学性、完整性和趣味性，我们还特别邀请相关专家对本书内容进行了审核把关。

希望读者通过阅读本书，了解到咳嗽、咳痰、呼吸困难是慢阻肺病的早期症状，并及早就医；了解到吸烟、空气污染、职业暴露等是慢阻肺病发生的主要风险因素，在生活中避免或减少接触，从而降低患病风险；了解到正确用

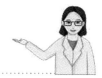

药、呼吸锻炼、营养支持、心理调适等自我管理举措，有助于减轻慢阻肺病症状、提高生活质量并减少病症急性发作。

尽管我们在写作过程中已力求准确、完善，但书中不妥或疏漏之处在所难免，恳请广大读者批评、指正！同时也希望每一位读者和同行多提宝贵意见，共同进步！

本书编委会

2024 年 9 月

目录

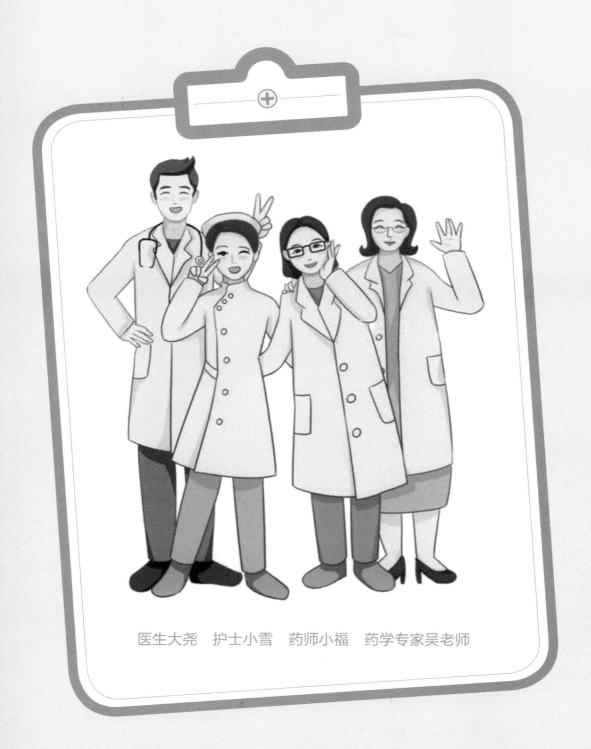

医生大尧　护士小雪　药师小福　药学专家吴老师

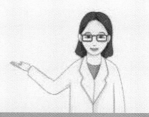

 1 慢阻肺病概述

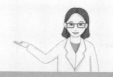

1.1 揭开慢阻肺病的神秘面纱

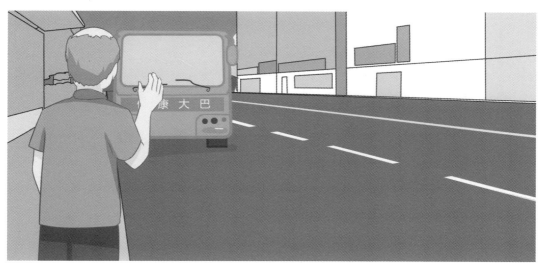

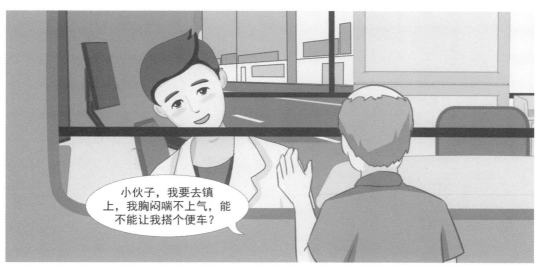

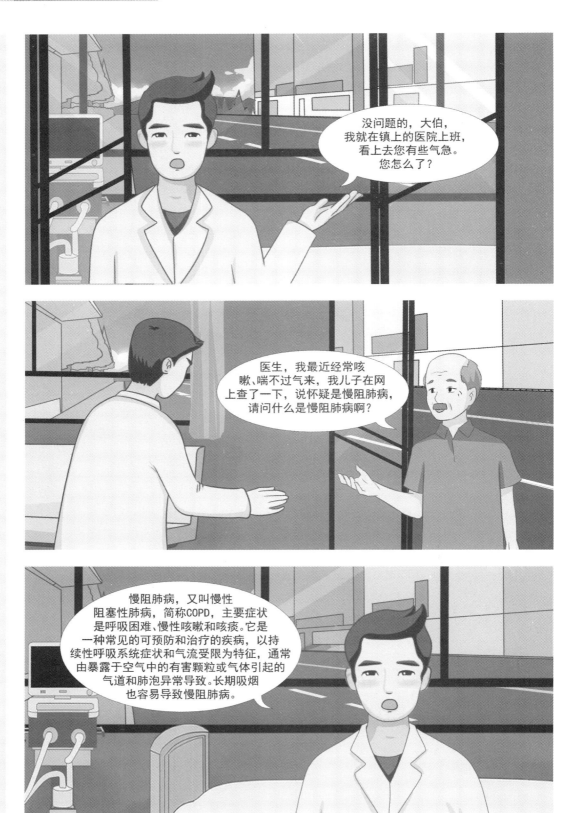

慢阻肺病的临床症状

（1）慢性咳嗽是慢阻肺病常见的症状。以晨起和夜间阵咳为主。

（2）咳痰。多为咳嗽伴随症状，痰液常为白色黏液或浆液性泡沫痰。

（3）气短或呼吸困难。活动后呼吸困难是慢阻肺病的"标志性症状"。

（4）胸闷和喘息。常见于重症或急性加重患者。

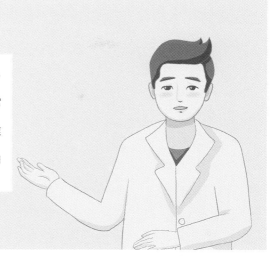

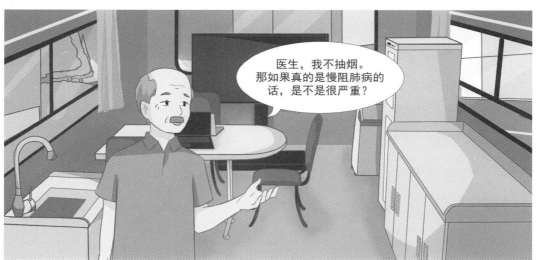

医生，我不抽烟。那如果真的是慢阻肺病的话，是不是很严重？

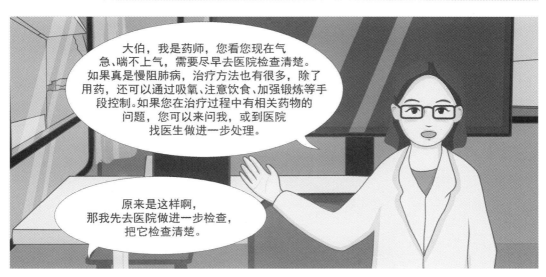

大伯，我是药师，您看您现在气急、喘不上气，需要尽早去医院检查清楚。如果真是慢阻肺病，治疗方法也有很多，除了用药，还可以通过吸氧、注意饮食、加强锻炼等手段控制。如果您在治疗过程中有相关药物的问题，您可以来问我，或到医院找医生做进一步处理。

原来是这样啊，那我先去医院做进一步检查，把它检查清楚。

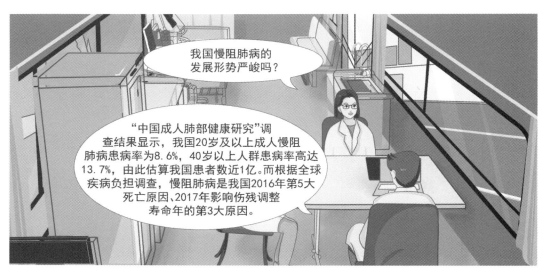

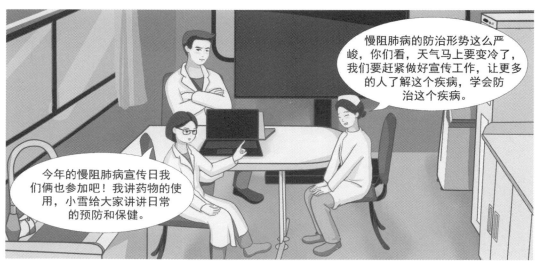

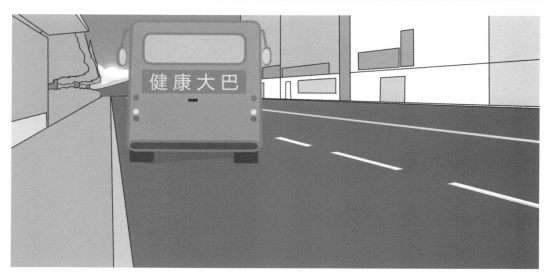

科普小知识

知识点 1 慢阻肺病是一种什么疾病？

慢阻肺病是一种常见的可预防和治疗的疾病,以持续性呼吸系统症状和气流受限为特征,通常是由暴露于空气中的有害颗粒或气体引起的气道和肺泡异常导致的。具体来说,慢阻肺病的长期气流受限特征是由小气道疾病(如阻塞性毛细支气管炎)和肺实质破坏(肺气肿)混合导致的。

知识点 2 慢阻肺病的临床症状有哪些？

慢阻肺病的主要症状是慢性咳嗽、咳痰和呼吸困难。早期慢阻肺病患者可以没有明显的症状,随病情进展日益显著;咳嗽、咳痰症状通常在疾病早期出现,而后期则以呼吸困难为主要表现。

（1）慢性咳嗽。这是慢阻肺病常见的症状。咳嗽症状出现缓慢,迁延多年,以晨起和夜间阵咳为著。

（2）咳痰。多为咳嗽伴随症状,痰液常为白色黏液浆液性,常于早晨起床时剧烈阵咳,咳出较多黏液浆液样痰后症状缓解;急性加重时痰液可变为黏液脓性而不易咳出。

（3）气短或呼吸困难。早期仅在劳力时出现,之后逐渐加重,以致日常活动甚至休息时也感到呼吸困难;活动后呼吸困难是慢阻肺病的"标志性症状"。

（4）胸闷和喘息。部分患者有明显的胸闷和喘息,此非慢阻肺病特异性症状,常见于重症或急性加重患者。

知识点 3 慢阻肺病的流行病学研究情况如何？

"中国成人肺部健康研究"调查结果显示,我国20岁及以上成人慢阻肺病患病率为8.6%,40岁以上人群患病率高达13.7%,由此估算我国患者数近1亿,提示我国慢阻肺病发病仍然呈现高态势。根据全球疾病负担调查,慢阻肺病是我国2016年第5大死亡原因、2017年影响伤残调整寿命年的第3大原因。

世界卫生组织(WHO)关于病死率和死因的最新预测数字显示,随着发展中国家吸烟率的升高和高收入国家人口老龄化的加剧,慢阻肺病的患病率在未来40年将继续上升,预测至2060年每年死于慢阻肺病及其相关疾患者数将超过540万。

（作者：宣自学　审核：邵燕飞、方晴霞）

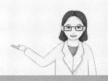

1.2 慢阻肺病的内外导火索

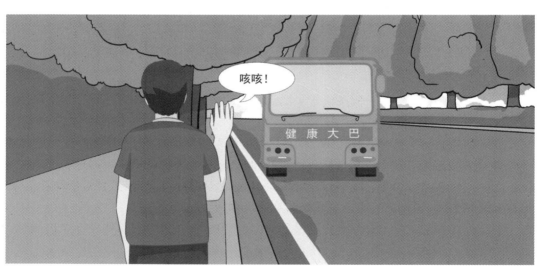

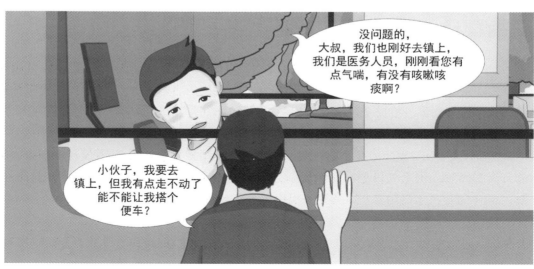

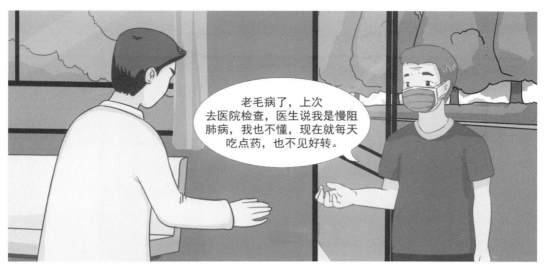

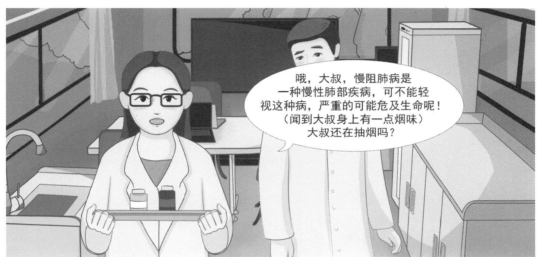

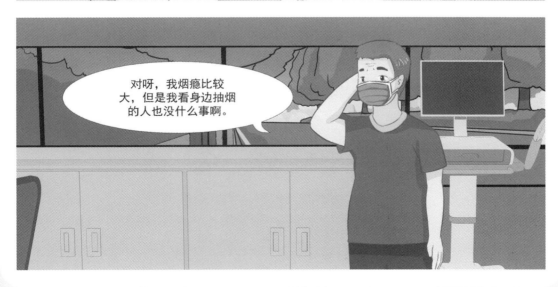

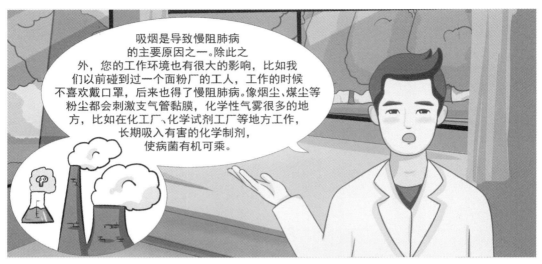

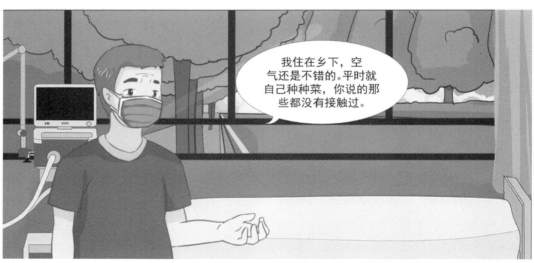

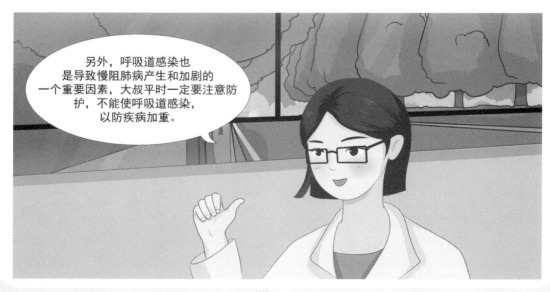

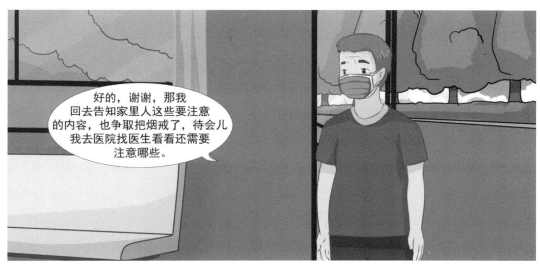

好的，谢谢，那我回去告知家里人这些要注意的内容，也争取把烟戒了，待会儿我去医院找医生看看还需要注意哪些。

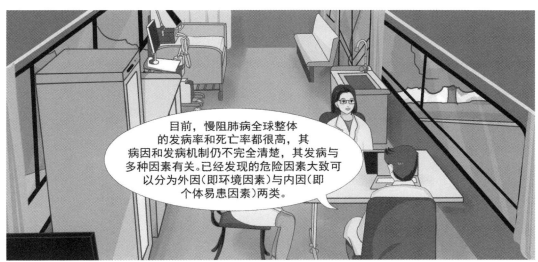

目前，慢阻肺病全球整体的发病率和死亡率都很高，其病因和发病机制仍不完全清楚，其发病与多种因素有关。已经发现的危险因素大致可以分为外因（即环境因素）与内因（即个体易患因素）两类。

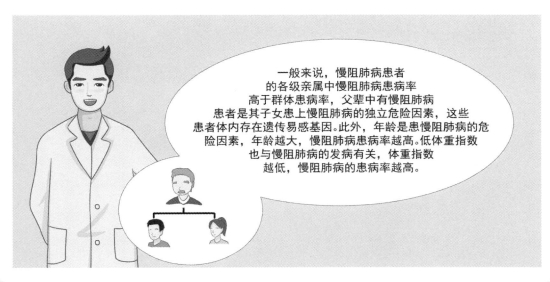

一般来说，慢阻肺病患者的各级亲属中慢阻肺病患病率高于群体患病率，父辈中有慢阻肺病患者是其子女患上慢阻肺病的独立危险因素，这些患者体内存在遗传易感基因。此外，年龄是患慢阻肺病的危险因素，年龄越大，慢阻肺病患病率越高。低体重指数也与慢阻肺病的发病有关，体重指数越低，慢阻肺病的患病率越高。

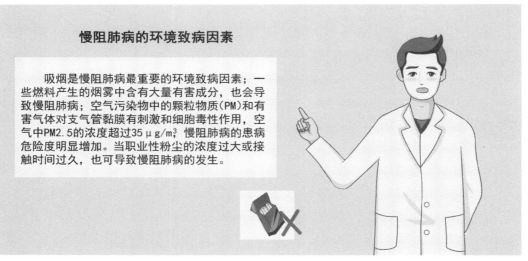

慢阻肺病的环境致病因素

吸烟是慢阻肺病最重要的环境致病因素；一些燃料产生的烟雾中含有大量有害成分，也会导致慢阻肺病；空气污染物中的颗粒物质（PM）和有害气体对支气管黏膜有刺激和细胞毒性作用，空气中PM2.5的浓度超过35μg/m³，慢阻肺病的患病危险度明显增加。当职业性粉尘的浓度过大或接触时间过久，也可导致慢阻肺病的发生。

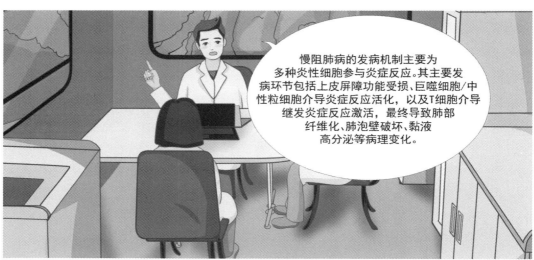

慢阻肺病的发病机制主要为多种炎性细胞参与炎症反应。其主要发病环节包括上皮屏障功能受损、巨噬细胞/中性粒细胞介导炎症反应活化，以及T细胞介导继发炎症反应激活，最终导致肺部纤维化、肺泡壁破坏、黏液高分泌等病理变化。

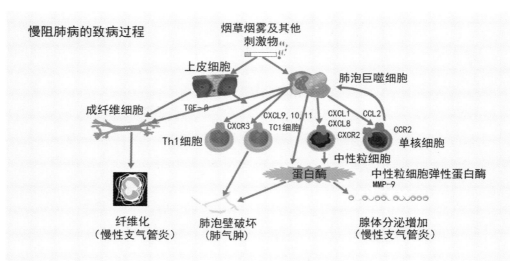

慢阻肺病的致病过程

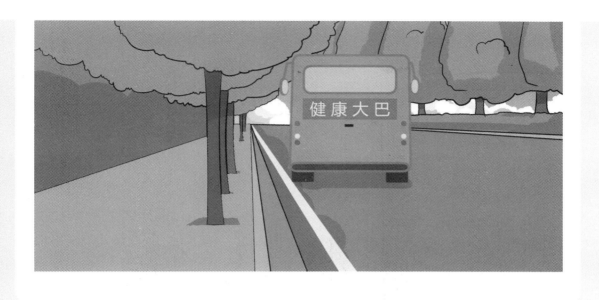

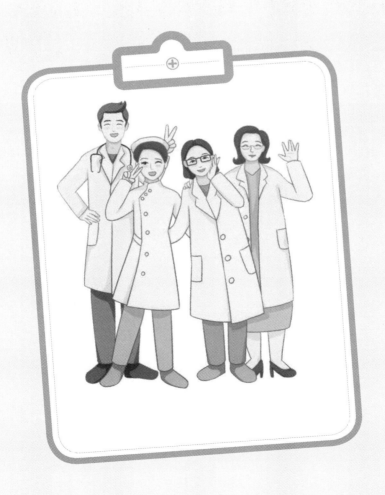

科普小知识

知识点1 慢阻肺病的发病原因有哪些?

慢阻肺病的发病原因如下表所示。

慢阻肺病的发病原因

发病原因	外　因	内　因
具体内容	吸烟	基因多态性
	职业性粉尘和化学物质	气道高反应性
	空气污染	家族聚集倾向
	感染	

知识点2 慢阻肺病的发病机制是什么?

慢阻肺病的发病机制尚未完全明了。目前普遍认为,慢阻肺以气道、肺实质和肺血管的慢性炎症为特征,在肺的不同部位有肺泡巨噬细胞、T淋巴细胞(尤其是CD^{8+})和中性粒细胞增加。激活的炎症细胞释放多种介质,包括白三烯B4(LTB4)、白介素8(IL-8)、肿瘤坏死因子α(TNF-α)和其他介质。这些介质能破坏肺的结构和促进中性粒细胞炎症反应。除炎症外,肺部的蛋白酶和抗蛋白酶失衡及氧化与抗氧化失衡也在慢阻肺病发病中起重要作用。吸入有害颗粒或气体可导致肺部炎症;吸烟能诱导炎症并直接损害肺脏;慢阻肺病的各种危险因素都可产生类似的炎症过程,从而导致慢阻肺病的发生。

(作者:胡传文　审核:邵燕飞、方晴霞)

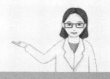

1.3 咳痰喘，您的肺还好吗？

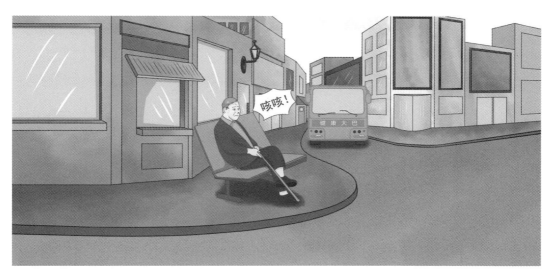

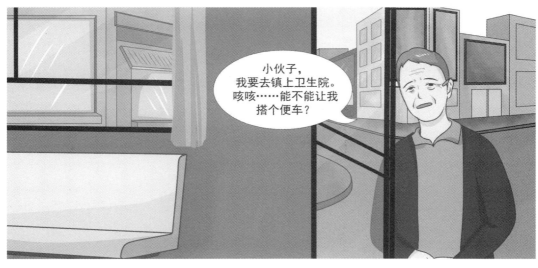

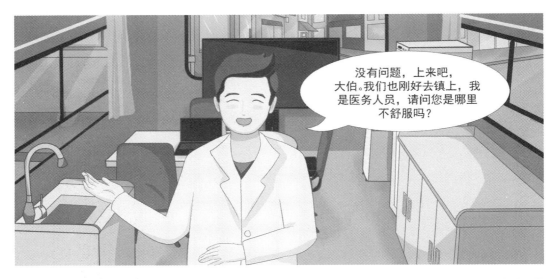

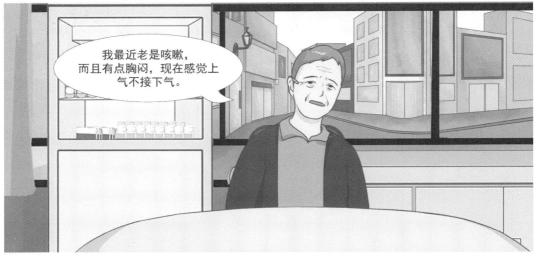

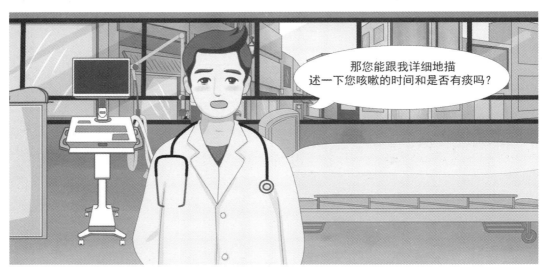

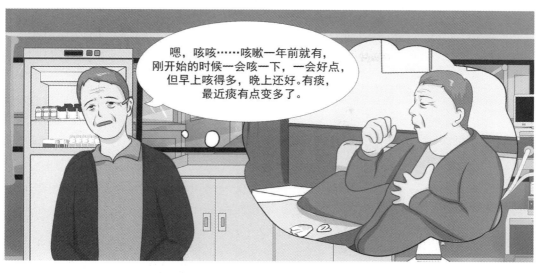

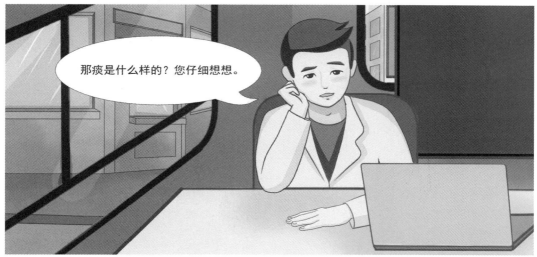

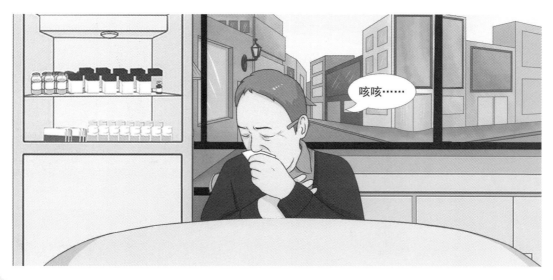

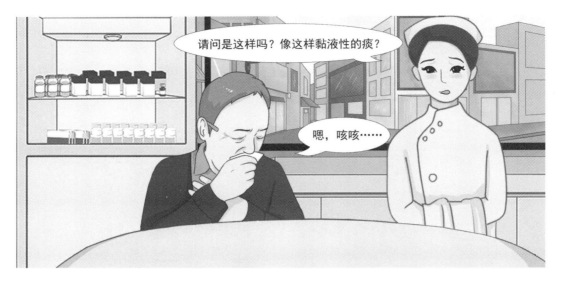

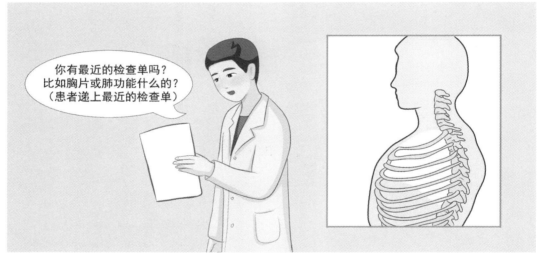

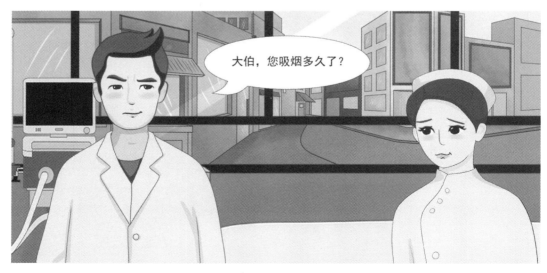

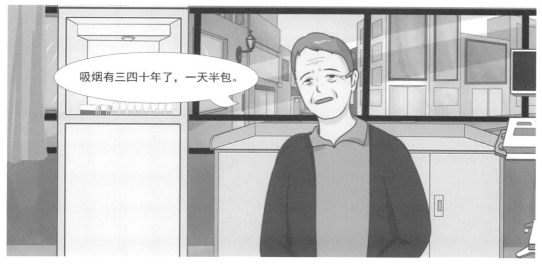

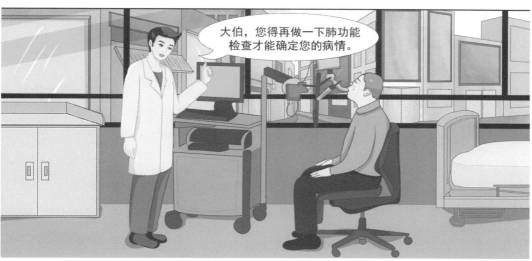

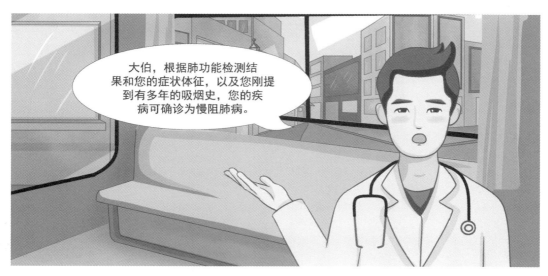

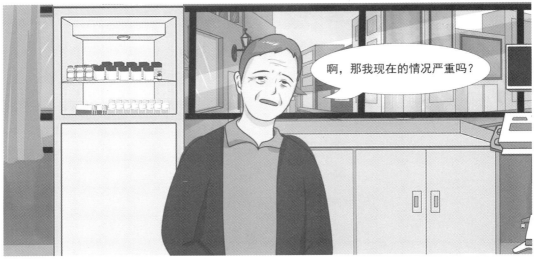

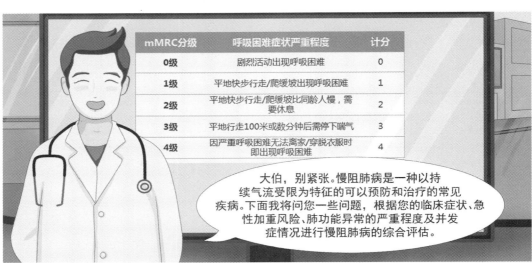

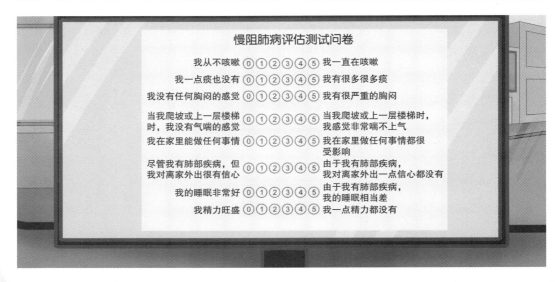

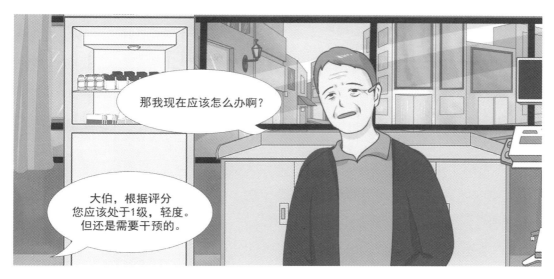

那我现在应该怎么办啊？

大伯，根据评分您应该处于1级，轻度。但还是需要干预的。

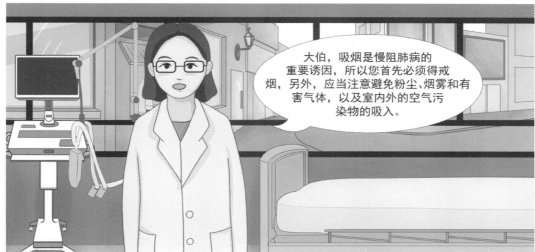

大伯，吸烟是慢阻肺病的重要诱因，所以您首先必须得戒烟，另外，应当注意避免粉尘、烟雾和有害气体，以及室内外的空气污染物的吸入。

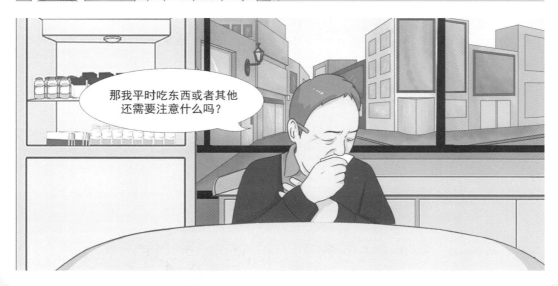

那我平时吃东西或者其他还需要注意什么吗？

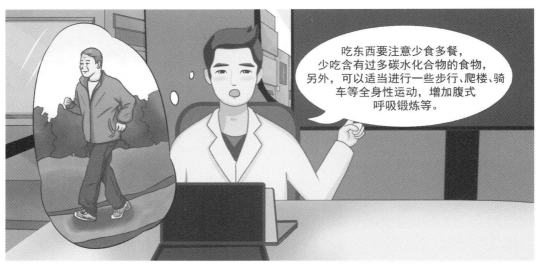

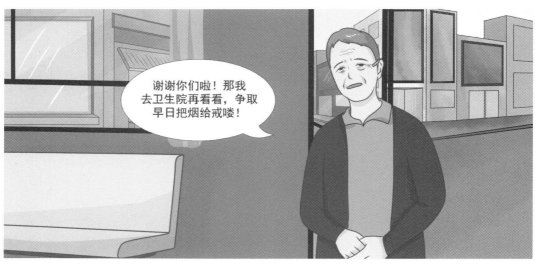

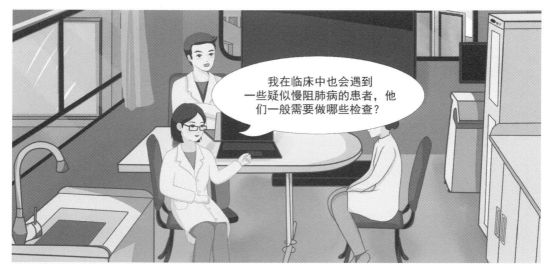

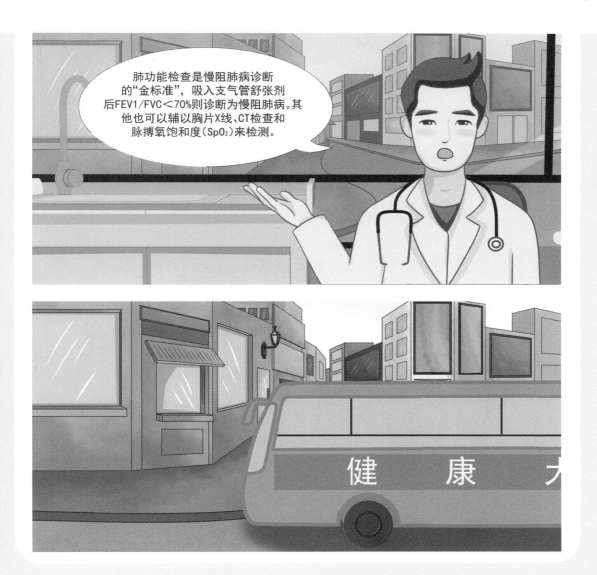

科普小知识

知识点 1　慢阻肺病的体征有哪些?

（1）视诊：胸廓前后径增大，肋间隙增宽，剑突下胸骨下角增宽，被称为桶状胸。

（2）触诊：双侧语颤减弱。

（3）叩诊：肺部过清音，心浊音界缩小，肺下界和肝浊音界下降。

（4）听诊：两肺呼吸音减弱，呼气期延长，部分患者可闻及湿啰音和干啰音。

知识点 2　慢阻肺病的实验室诊断标准是什么?

肺功能检查是慢阻肺病诊断的"金标准"，吸入支气管舒张剂后FEV1/FVC<70％则诊断为慢阻肺病。其他也可以辅以胸片X线、CT检查和脉搏氧饱和度（SpO_2）来检测。

知识点 3　针对慢阻肺病如何开展综合评估?

慢阻肺病病情评估应根据患者的临床症状、肺功能受损程度、急性加重风险以及合并症、并发症等情况进行综合分析，其目的在于确定疾病的严重程度，包括气流受限的严重程度、患者健康状况及未来不良事件的发生风险（如急性加重、住院或者死亡等），以最终指导治疗。对于患者的症状评估可采用呼吸困难分级调查问卷对呼吸困难严重程度进行评估，或采用慢阻肺病患者自我评估测试呼吸问卷进行综合症状评估。

（作者：宋飞凤　审核：邵燕飞、方晴霞）

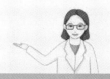

1.4 别把慢阻肺病当成支气管哮喘

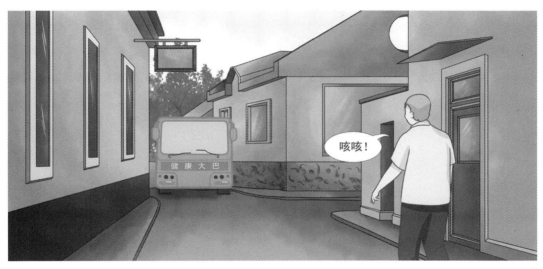

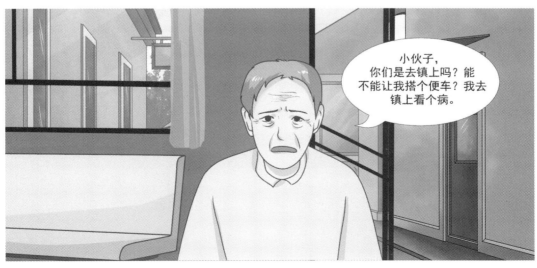

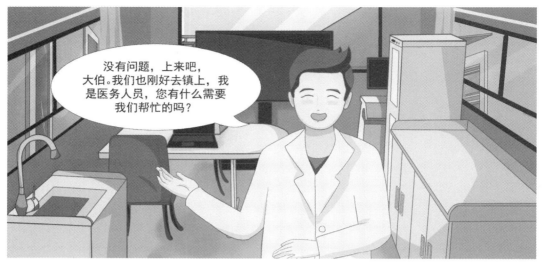

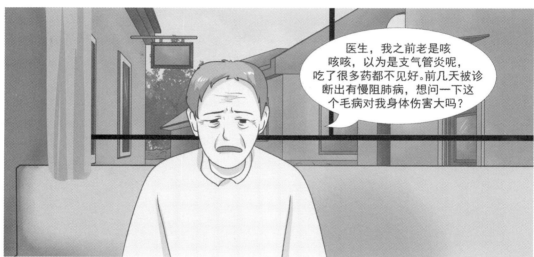

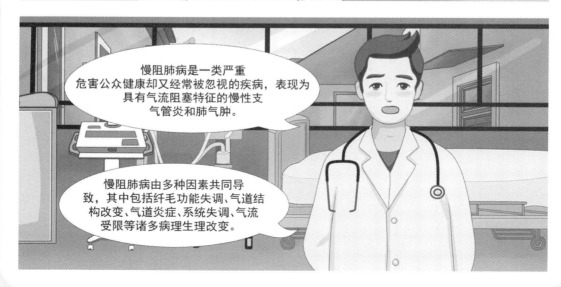

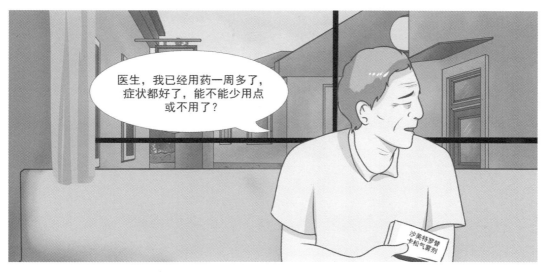

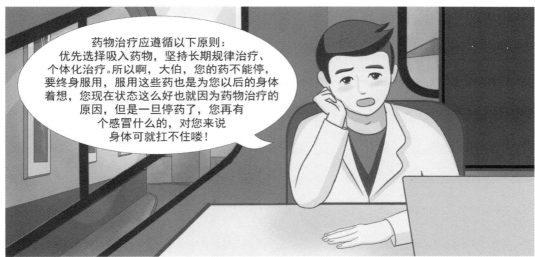

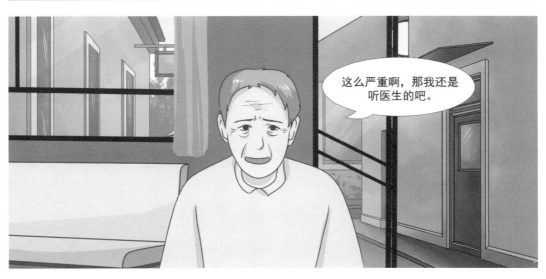

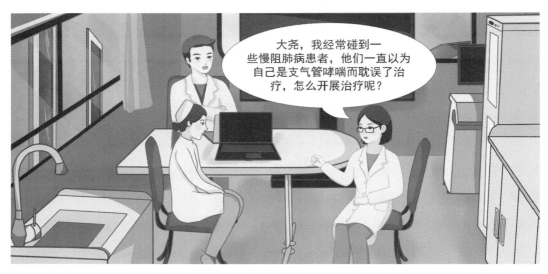

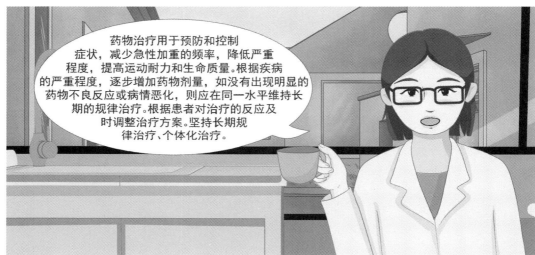

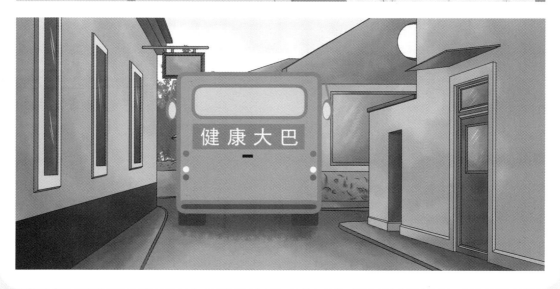

科普小知识

📋 知识点1 慢阻肺病的危害性有哪些?

慢阻肺病是一种具有破坏性的肺部疾病,表现为具有气流阻塞特征的慢性支气管炎和肺气肿。慢阻肺病由多种因素共同致病,包括纤毛功能失调、气道结构改变、气道炎症、系统失调、气流受限等诸多病理生理改变。慢阻肺病将逐渐削弱患者的呼吸功能。

📋 知识点2 慢阻肺病和支气管哮喘的鉴别诊断有何不同?

慢阻肺病一般中年发病,症状缓慢进展,患者有长期吸烟史或其他烟雾接触史;支气管哮喘一般早年发病(通常在儿童期),患者每日症状变化大,夜间和清晨症状明显,常有过敏史、鼻炎和湿疹,有支气管哮喘家族史,可伴有肥胖。当然真正确诊还需全面分析患者的临床资料才能做出正确的判断。

(作者:葛琳　审核:邵燕飞、方晴霞)

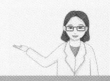

1.5 不可忽视的慢阻肺病并发症

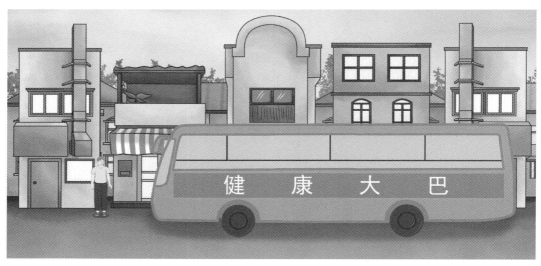

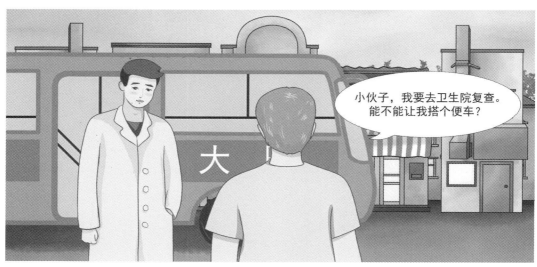

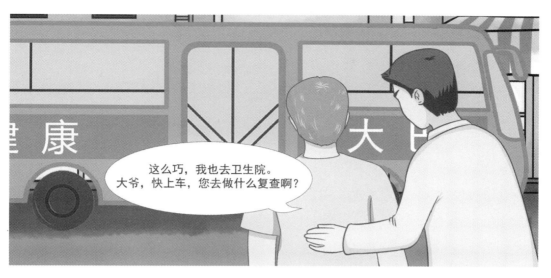

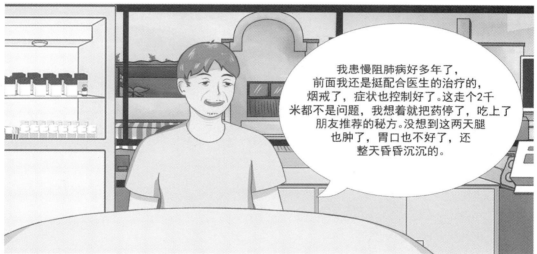

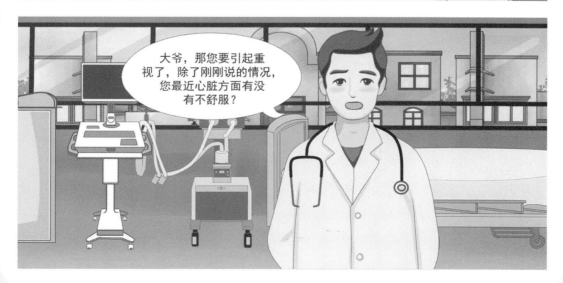

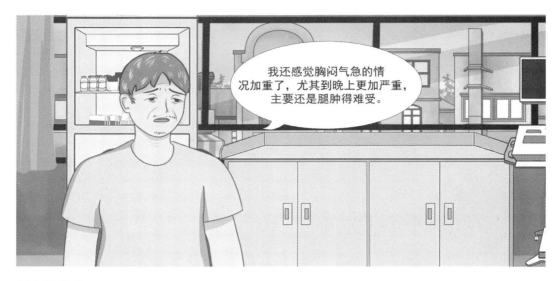

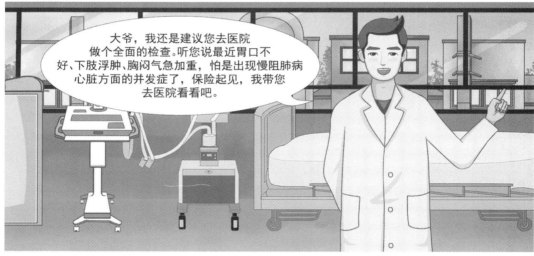

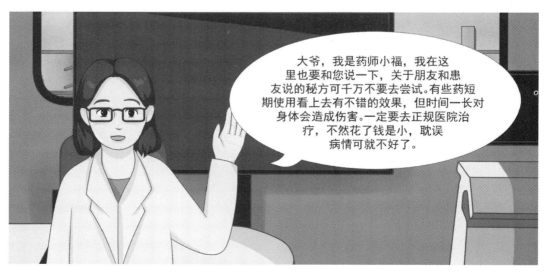

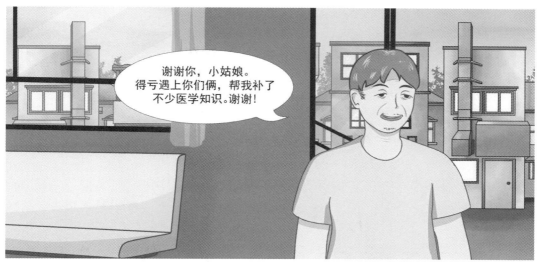

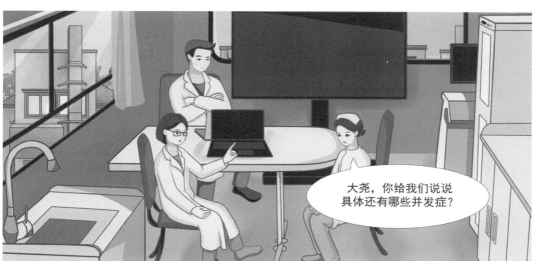

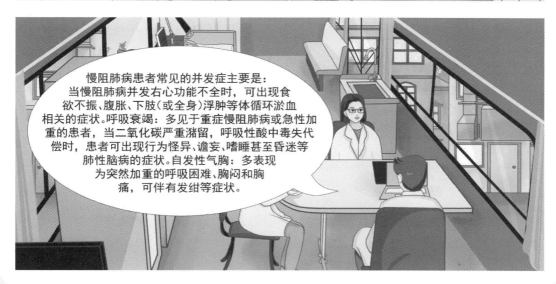

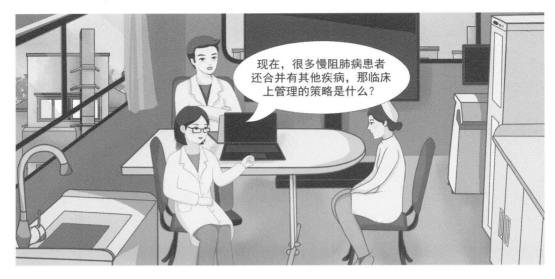

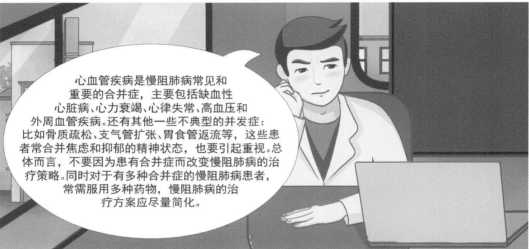

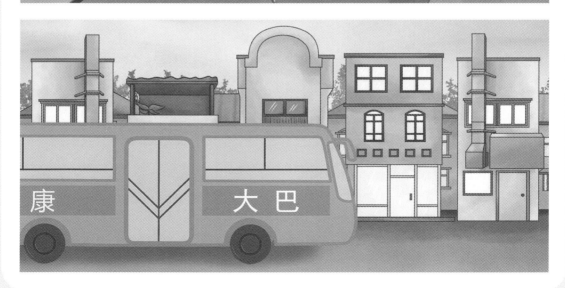

科普小知识

📋 知识点 1 慢阻肺病的并发症有哪些?

慢阻肺病患者常见的并发症主要是:

（1）当慢阻肺病并发右心功能不全时,可出现食欲不振、腹胀、下肢(或全身)浮肿等体循环淤血相关的症状。

（2）呼吸衰竭:多见于重症慢阻肺病或急性加重的患者,由于通气功能严重受损而出现显著的低氧血症和二氧化碳潴留,此时患者可有明显发绀和严重呼吸困难症状;当二氧化碳严重潴留,呼吸性酸中毒失代偿时,患者可出现行为怪异、谵妄、嗜睡甚至昏迷等肺性脑病的症状。

（3）自发性气胸:多表现为突然加重的呼吸困难、胸闷和胸痛,可伴有发绀等症状。

📋 知识点 2 慢阻肺病的合并症有哪些?

心血管疾病是慢阻肺病常见和重要的合并症,主要包括缺血性心脏病、心力衰竭、心律失常、高血压和外周血管疾病,还有其他一些不典型的并发症,比如骨骼肌功能障碍、骨质疏松症、睡眠呼吸暂停综合征、恶性肿瘤、代谢综合征、糖尿病、胃食管反流等慢性合并症。这些患者常合并焦虑和抑郁的精神状态,也要引起重视。

📋 知识点 3 慢阻肺病并发症的管理策略是什么?

总体而言,合并症的治疗应依据各种疾病的治疗指南开展,治疗原则与未合并慢阻肺病者相同;同时也不要因为患有合并症而改变慢阻肺病的治疗策略。同时对于有多种合并症的慢阻肺病患者,常需服用多种药物,慢阻肺病的治疗方案应尽量简化。

（作者:严洁萍　审核:邵燕飞、方晴霞）

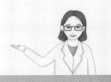

1.6 不同阶段的慢阻肺病如何应对?

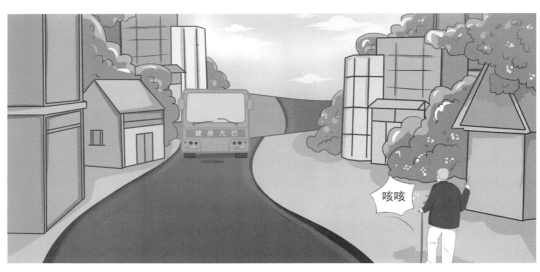

咳咳

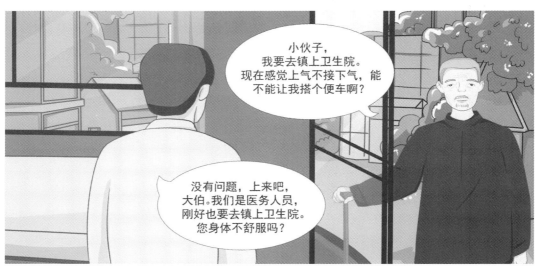

小伙子,我要去镇上卫生院。现在感觉上气不接下气,能不能让我搭个便车啊?

没有问题,上来吧,大伯。我们是医务人员,刚好也要去镇上卫生院。您身体不舒服吗?

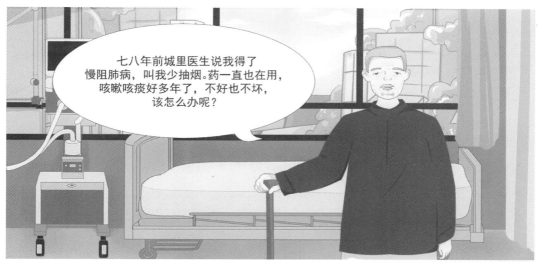

七八年前城里医生说我得了慢阻肺病，叫我少抽烟。药一直也在用，咳嗽咳痰好多年了，不好也不坏，该怎么办呢？

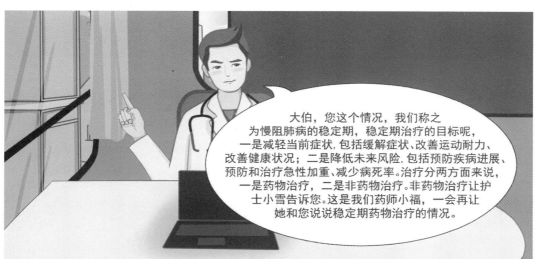

大伯，您这个情况，我们称之为慢阻肺病的稳定期，稳定期治疗的目标呢，一是减轻当前症状，包括缓解症状、改善运动耐力、改善健康状况；二是降低未来风险，包括预防疾病进展、预防和治疗急性加重、减少病死率。治疗分两方面来说，一是药物治疗，二是非药物治疗。非药物治疗让护士小雪告诉您。这是我们药师小福，一会再让她和您说说稳定期药物治疗的情况。

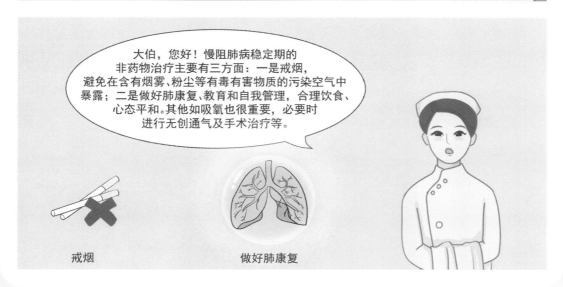

大伯，您好！慢阻肺病稳定期的非药物治疗主要有三方面：一是戒烟，避免在含有烟雾、粉尘等有毒有害物质的污染空气中暴露；二是做好肺康复、教育和自我管理，合理饮食、心态平和。其他如吸氧也很重要，必要时进行无创通气及手术治疗等。

戒烟

做好肺康复

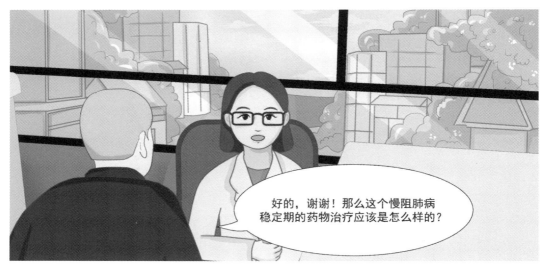

好的，谢谢！那么这个慢阻肺病稳定期的药物治疗应该是怎么样的？

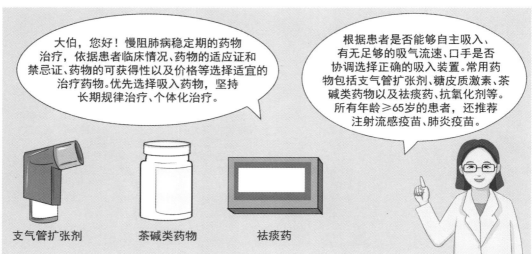

大伯，您好！慢阻肺病稳定期的药物治疗，依据患者临床情况、药物的适应证和禁忌证、药物的可获得性以及价格等选择适宜的治疗药物。优先选择吸入药物，坚持长期规律治疗、个体化治疗。

根据患者是否能够自主吸入、有无足够的吸气流速、口手是否协调选择正确的吸入装置。常用药物包括支气管扩张剂、糖皮质激素、茶碱类药物以及祛痰药、抗氧化剂等。所有年龄≥65岁的患者，还推荐注射流感疫苗、肺炎疫苗。

支气管扩张剂

茶碱类药物

祛痰药

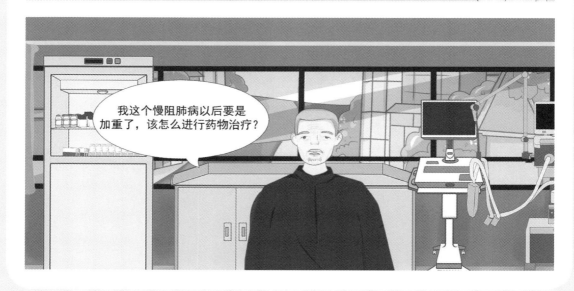

我这个慢阻肺病以后要是加重了，该怎么进行药物治疗？

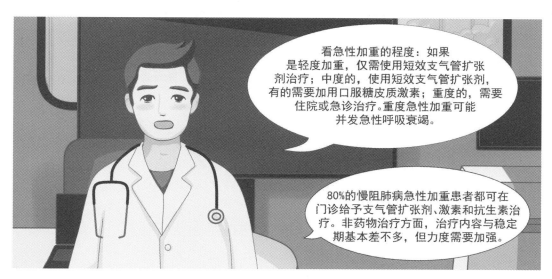

看急性加重的程度：如果是轻度加重，仅需使用短效支气管扩张剂治疗；中度的，使用短效支气管扩张剂，有的需要加用口服糖皮质激素；重度的，需要住院或急诊治疗。重度急性加重可能并发急性呼吸衰竭。

80%的慢阻肺病急性加重患者都可在门诊给予支气管扩张剂、激素和抗生素治疗。非药物治疗方面，治疗内容与稳定期基本差不多，但力度需要加强。

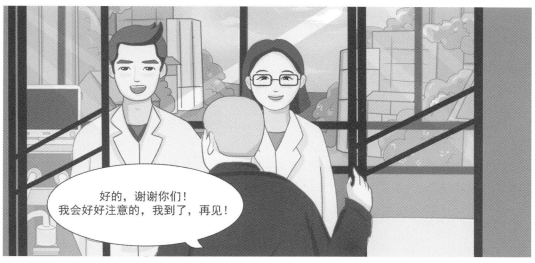

好的，谢谢你们！我会好好注意的，我到了，再见！

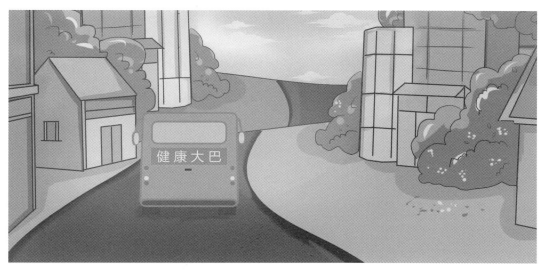

科普小知识

知识点 1 慢阻肺病的治疗目标有哪些？

一是减轻当前症状,包括缓解症状、改善运动耐力、改善健康状况;二是降低未来风险,包括预防疾病进展、预防和治疗急性加重、减少病死率。慢阻肺病急性加重的治疗目标是最小化本次急性加重的影响,预防再次急性加重的发生。

知识点 2 慢阻肺病稳定期的非药物治疗包含哪些内容？

一是戒烟,避免在含有烟雾、粉尘等有毒有害物质的污染空气中暴露;二是做好肺康复、教育和自我管理,包括合理膳食,保持营养均衡摄入,保持心态平和;三是慢性呼吸衰竭的患者吸氧也很重要,必要时进行无创通气及手术治疗等。

知识点 3 慢阻肺病的药物治疗原则是什么？

稳定期的药物治疗,优先选择吸入药物,坚持长期规律治疗、个体化治疗。根据患者是否能够自主吸入、有无足够的吸气流速、口手是否协调选择正确的吸入装置。常用药物包括支气管扩张剂、糖皮质激素、茶碱类药物以及祛痰药、抗氧化剂等。所有年龄≥65岁的患者,还推荐注射流感疫苗、肺炎疫苗。

急性加重的药物治疗看加重程度:如果是轻度加重,仅需使用短效支气管扩张剂治疗;中度的,使用短效支气管扩张剂,有的需要加用口服糖皮质激素;重度的,需要住院或急诊治疗。重度急性加重可能并发急性呼吸衰竭。

80％的慢阻肺病急性加重患者都可在门诊给予支气管扩张剂、激素和抗生素治疗。

(作者:祁金文　审核:邵燕飞、方晴霞)

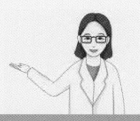

2 抗慢阻肺病的选药

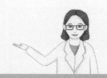

2.1 吸入性糖皮质激素可怕吗？

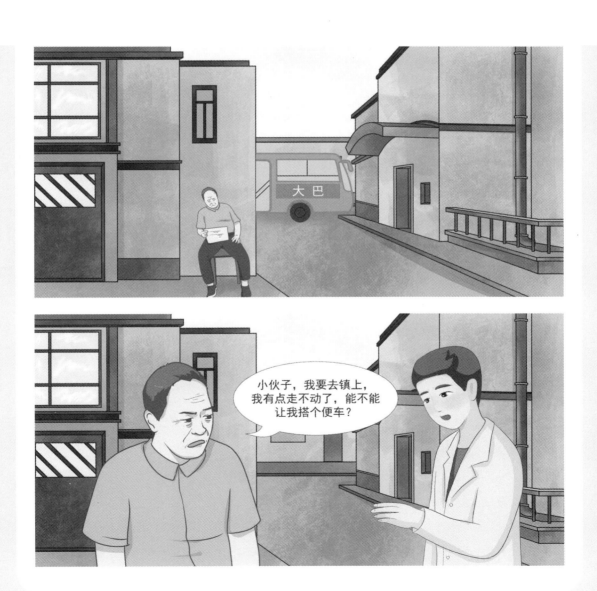

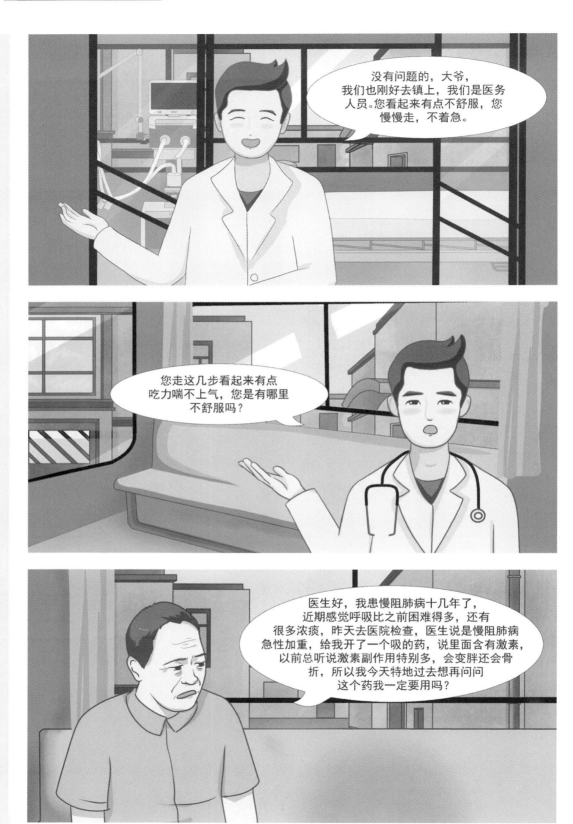

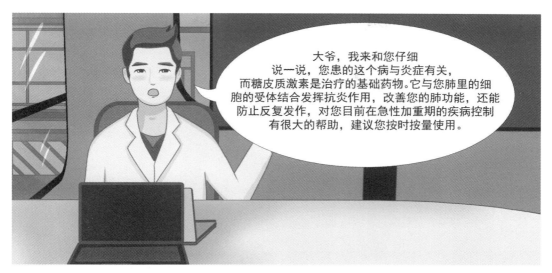

大爷，我来和您仔细说一说，您患的这个病与炎症有关，而糖皮质激素是治疗的基础药物。它与您肺里的细胞的受体结合发挥抗炎作用，改善您的肺功能，还能防止反复发作，对您目前在急性加重期的疾病控制有很大的帮助，建议您按时按量使用。

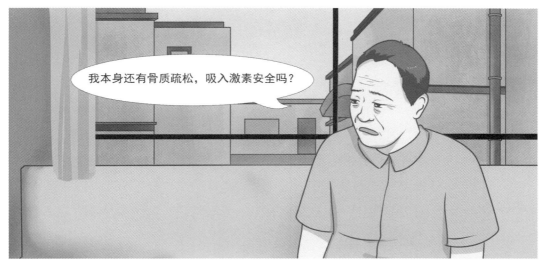

我本身还有骨质疏松，吸入激素安全吗？

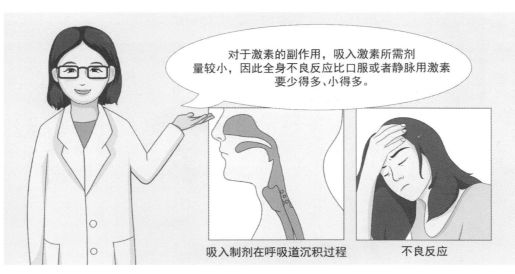

对于激素的副作用，吸入激素所需剂量较小，因此全身不良反应比口服或者静脉用激素要少得多、小得多。

吸入制剂在呼吸道沉积过程　　　　不良反应

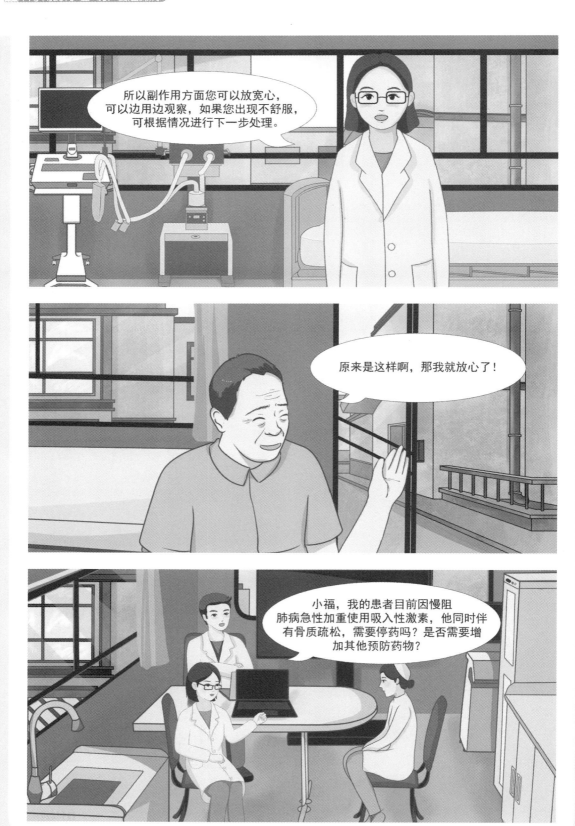

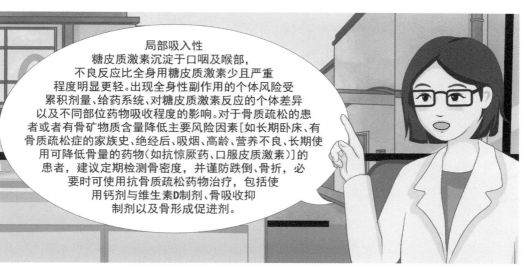

局部吸入性糖皮质激素沉淀于口咽及喉部，不良反应比全身用糖皮质激素少且严重程度明显更轻。出现全身性副作用的个体风险受累积剂量、给药系统、对糖皮质激素反应的个体差异以及不同部位药物吸收程度的影响。对于骨质疏松的患者或者有骨矿物质含量降低主要风险因素[如长期卧床、有骨质疏松症的家族史、绝经后、吸烟、高龄、营养不良、长期使用可降低骨量的药物（如抗惊厥药、口服皮质激素）]的患者，建议定期检测骨密度，并谨防跌倒、骨折，必要时可使用抗骨质疏松药物治疗，包括使用钙剂与维生素D制剂、骨吸收抑制剂以及骨形成促进剂。

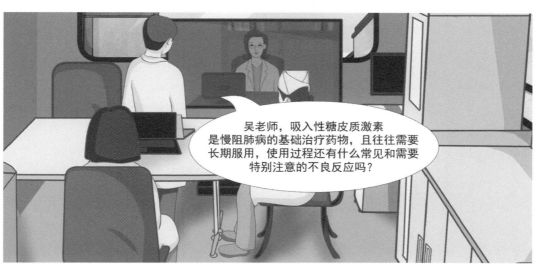

吴老师，吸入性糖皮质激素是慢阻肺病的基础治疗药物，且往往需要长期服用，使用过程还有什么常见和需要特别注意的不良反应吗？

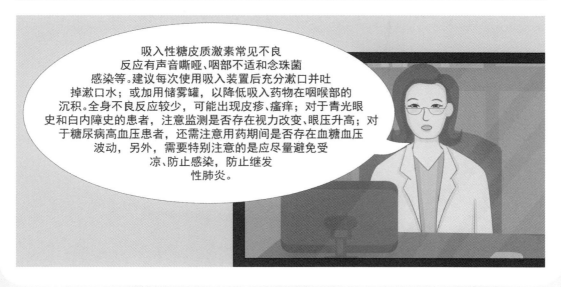

吸入性糖皮质激素常见不良反应有声音嘶哑、咽部不适和念珠菌感染等。建议每次使用吸入装置后充分漱口并吐掉漱口水；或加用储雾罐，以降低吸入药物在咽喉部的沉积。全身不良反应较少，可能出现皮疹、瘙痒；对于青光眼史和白内障史的患者，注意监测是否存在视力改变、眼压升高；对于糖尿病高血压患者，还需注意用药期间是否存在血糖血压波动，另外，需要特别注意的是应尽量避免受凉、防止感染，防止继发性肺炎。

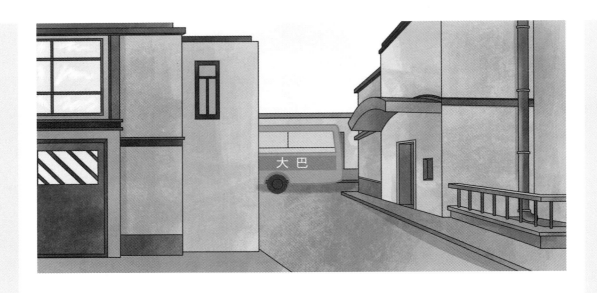

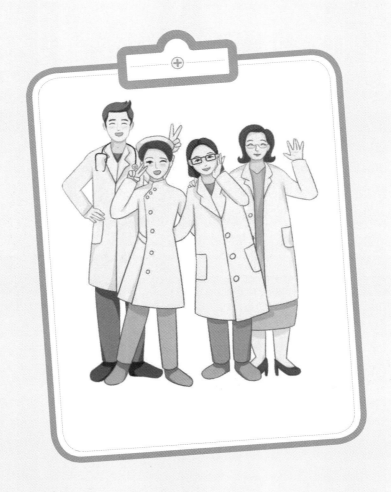

科普小知识

知识点 1 选择吸入性糖皮质激素的原因是什么？

炎症反应与慢阻肺病的发病有关,糖皮质激素是慢阻肺病抗炎治疗的基石。糖皮质激素可通过与细胞膜和细胞浆内的激素受体结合发挥抗炎作用。其主要作用包括干扰花生四烯酸代谢、减少白三烯和前列腺素的合成;抑制嗜酸性粒细胞的趋化与活化;抑制细胞因子的合成;减少微血管渗漏;增加细胞膜上β_2受体的合成等。给药途径包括吸入、口服和静脉应用等。吸入性糖皮质激素(ICS)目前国内有布地奈德、氟替卡松和丙酸倍氯米松。通过吸气过程给药,药物直接作用于呼吸道,所需剂量较小,但局部抗炎能力强;ICS可通过消化道和呼吸道进入血液循环,大部分分布于全身组织或被肝脏灭活,全身不良反应少。ICS可用于慢阻肺病长期维持治疗,也可在急性发作时与速效支气管舒张剂联合应用以快速缓解症状。

知识点 2 吸入用糖皮质激素的疗效如何？

慢阻肺病急性加重患者应用糖皮质激素可以有效减轻气道炎症和气道高反应性,改善肺功能和氧合,降低早期反复和治疗失败的风险,缩短康复时间和住院时间。慢阻肺病患者单独应用糖皮质激素不能快速缓解气流受限,因此宜在应用支气管扩张剂的基础上,加用糖皮质激素治疗。ICS联合吸入β_2受体激动剂具有协同作用,既抗炎又解痉。

通常外周血嗜酸粒细胞增高的慢阻肺病急性加重患者对糖皮质激素治疗的反应更好,而糖皮质激素对于血嗜酸粒细胞水平低的急性加重患者治疗效果欠佳。

知识点 3 吸入性糖皮质激素的安全性如何？注意事项有哪些？

吸入性糖皮质激素往往需要长期使用,且会用在婴儿、儿童和老年人身上,这些人群可能更容易发生不良反应。但局部吸入性糖皮质激素沉积于口咽及喉部,不良反应比全身用糖皮质激素少且严重程度明显减轻。ICS出现全身性副作用的个体风险受累积剂量、给药系统、对糖皮质激素反应的个体差异以及不同部位药物吸收程度的影响。

不良反应及防治:

(1)常见不良反应:声音嘶哑、咽部不适和念珠菌感染。处理:每次使用后,充分含漱口咽部并吐掉漱口水,或加用储雾罐,以减少药物在咽喉部的沉积。

(2)其他不良反应:肺炎,尤其是长期大剂量使用ICS患者;皮疹、瘙痒等皮肤系统反应;眼内压升高并促进白内障形成、血糖血压升高,但影响程度相对小;骨矿密度下降加速,骨折风险增加。处理:有相关风险因素患者慎用,接受大剂量ICS患者建议密切监测。

(作者:徐晓涵　审核:杨丽)

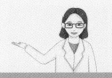

2.2 了解慢阻肺病，从 β_2 受体激动剂开始

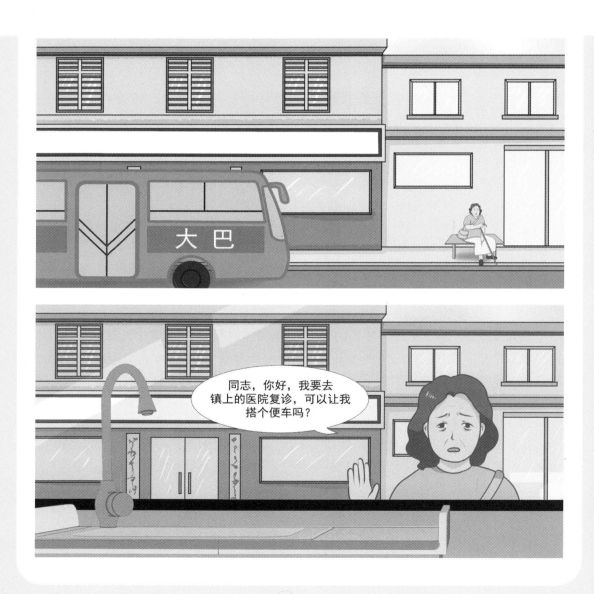

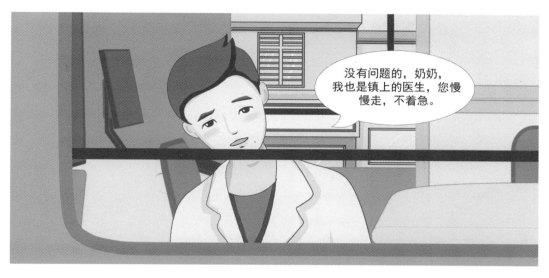

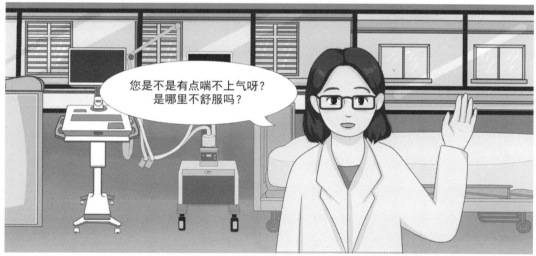

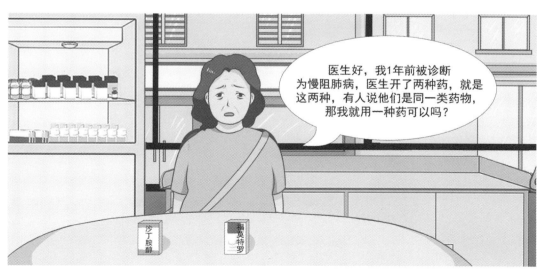

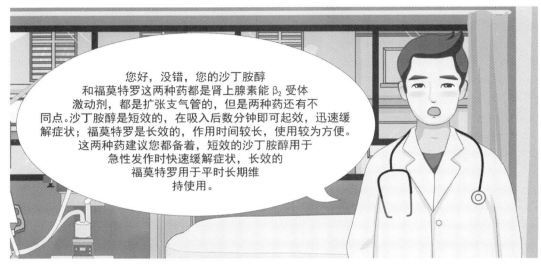

您好，没错，您的沙丁胺醇和福莫特罗这两种药都是肾上腺素能 β_2 受体激动剂，都是扩张支气管的，但是两种药还有不同点。沙丁胺醇是短效的，在吸入后数分钟即可起效，迅速缓解症状；福莫特罗是长效的，作用时间较长，使用较为方便。这两种药建议您都备着，短效的沙丁胺醇用于急性发作时快速缓解症状，长效的福莫特罗用于平时长期维持使用。

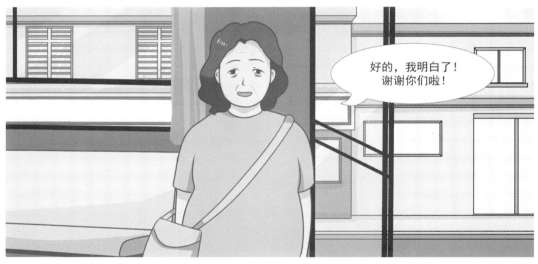

好的，我明白了！谢谢你们啦！

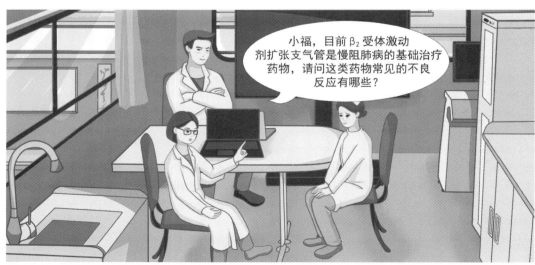

小福，目前 β_2 受体激动剂扩张支气管是慢阻肺病的基础治疗药物，请问这类药物常见的不良反应有哪些？

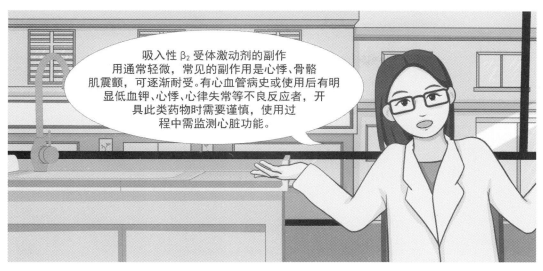

吸入性 β_2 受体激动剂的副作用通常轻微，常见的副作用是心悸、骨骼肌震颤，可逐渐耐受。有心血管病史或使用后有明显低血钾、心悸、心律失常等不良反应者，开具此类药物时需要谨慎，使用过程中需监测心脏功能。

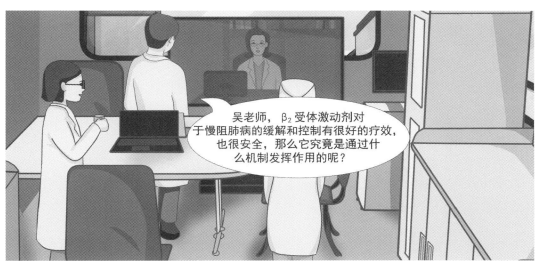

吴老师，β_2 受体激动剂对于慢阻肺病的缓解和控制有很好的疗效，也很安全，那么它究竟是通过什么机制发挥作用的呢？

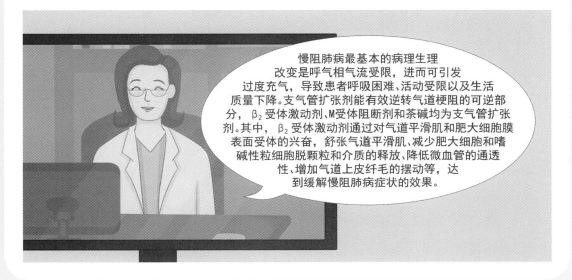

慢阻肺病最基本的病理生理改变是呼气相气流受限，进而可引发过度充气，导致患者呼吸困难、活动受限以及生活质量下降。支气管扩张剂能有效逆转气道梗阻的可逆部分，β_2 受体激动剂、M受体阻断剂和茶碱均为支气管扩张剂。其中，β_2 受体激动剂通过对气道平滑肌和肥大细胞膜表面受体的兴奋，舒张气道平滑肌、减少肥大细胞和嗜碱性粒细胞脱颗粒和介质的释放、降低微血管的通透性、增加气道上皮纤毛的摆动等，达到缓解慢阻肺病症状的效果。

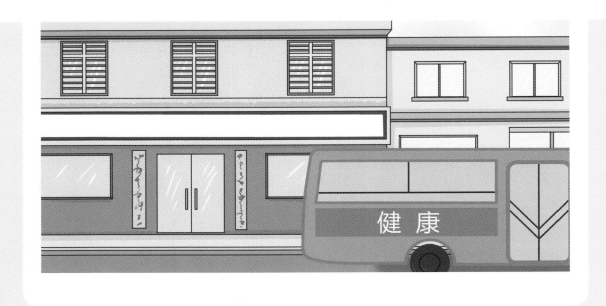

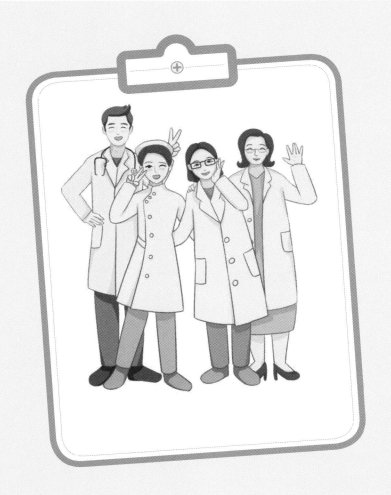

科普小知识

🔍 知识点 1 支气管扩张剂如何选择?

呼气相气流受限为慢阻肺病最基本的病理生理改变,进而可引发过度充气,导致患者呼吸困难、活动受限以及生活质量下降。支气管扩张剂能有效逆转气道梗阻的可逆部分,通过不同的机制扩张支气管,是慢阻肺病患者症状管理的核心,对于病情较重的慢阻肺病患者可能要终身应用支气管扩张剂。药物包括:β_2受体激动剂、M受体阻断剂及茶碱等。β_2受体激动剂通过兴奋气道平滑肌和肥大细胞膜表面受体,舒张气道平滑肌、减少肥大细胞和嗜碱性粒细胞脱颗粒和介质的释放、降低微血管的通透性、增加气道上皮纤毛的摆动等,缓解慢阻肺病症状。

🔍 知识点 2 支气管扩张剂如何分类?

短效肾上腺素能β_2受体激动剂:目前常用药物有沙丁胺醇和特布他林等。该类药物在吸入后数分钟即可起效,迅速缓解症状,改善气喘,减轻呼吸困难,15~30 min达到高峰,疗效持续约4 h。

长效肾上腺素能β_2受体激动剂:沙美特罗和福莫特罗等。有效时间较长,可达12 h,每天使用2次即可,因而使用较为方便。福莫特罗亦有快速起效的特点,必要时也可用于缓解急性气促。

🔍 知识点 3 吸入性β_2受体激动剂的安全性如何? 注意事项有哪些?

吸入性β_2受体激动剂的副作用通常轻微,常见的副作用是心悸、骨骼肌震颤,可逐渐耐受。有心血管病史或使用后有明显低血钾、心悸、心律失常等不良反应者,需在医师指导下使用,且在使用过程中需监测心脏功能。

(作者:徐晓涵　审核:杨丽)

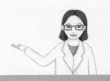

2.3 吸入用抗胆碱能药物知多少

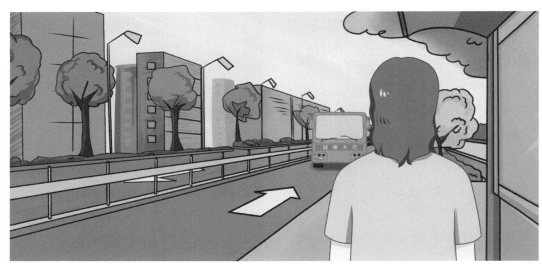

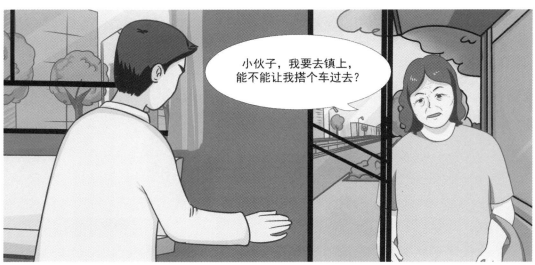

小伙子，我要去镇上，能不能让我搭个车过去？

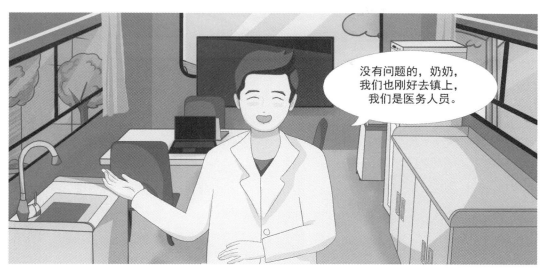

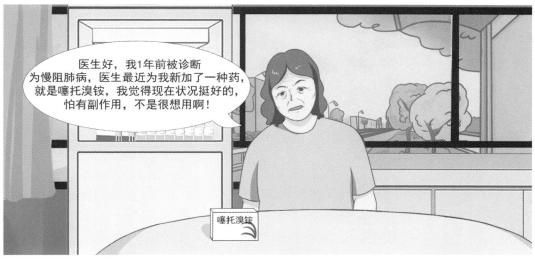

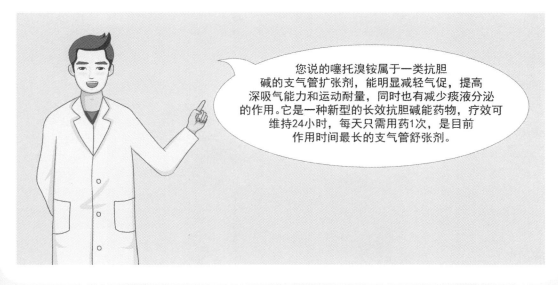

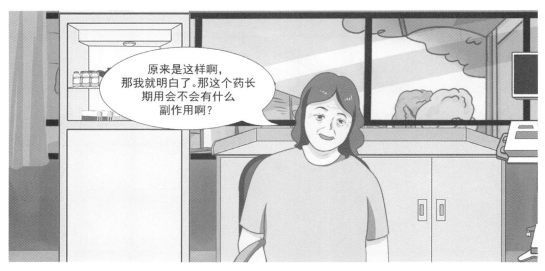

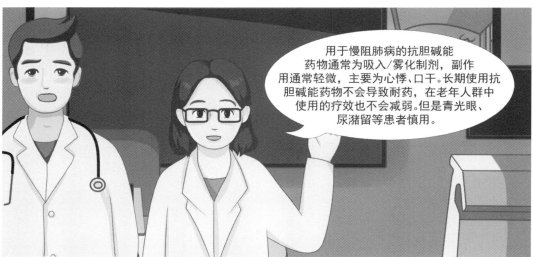

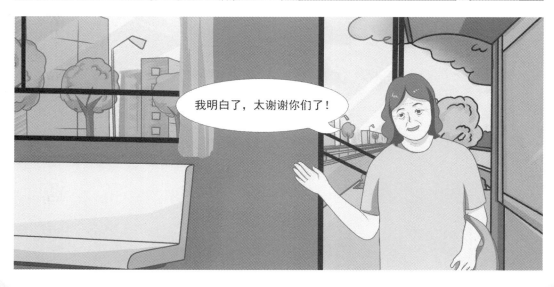

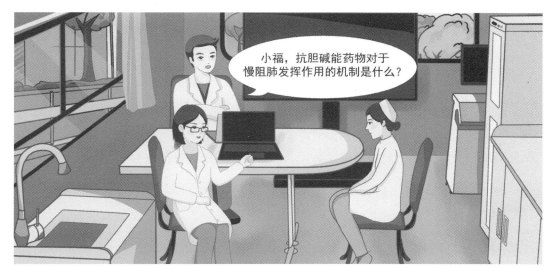

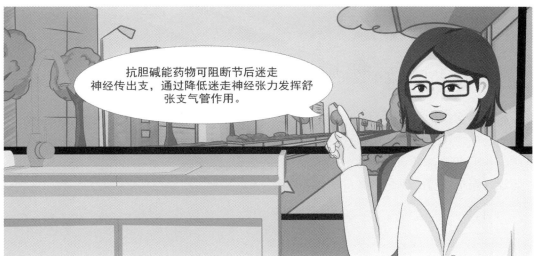

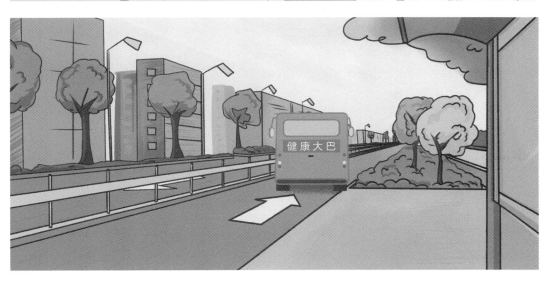

科普小知识

📋 知识点 1 抗胆碱能药物的药理作用是什么？

抗胆碱能药物可阻断节后迷走神经传出支,通过降低迷走神经张力而舒张支气管。

📋 知识点 2 抗胆碱能药物的特点有哪些？

常用药物有异丙托溴铵和噻托溴铵,两者均为吸入给药。异丙托溴铵吸入后15~30 min起效,疗效可维持6 h。噻托溴铵是一种新型的长效抗胆碱能药物,疗效可维持24 h,每天只需用药1次,是目前作用时间最长的一种支气管舒张剂。该类药物能明显减轻气促,提高深吸气能力和运动耐量,同时也有减少痰液分泌的作用。

📋 知识点 3 抗胆碱能药物的安全性如何？注意事项有哪些？

抗胆碱能药物长期使用不会导致耐药,常见的不良反应主要有口干、咳嗽、局部刺激、吸入相关的支气管痉挛、头痛、头晕;少见的有荨麻疹、闭角型青光眼、心率加快;罕见的有过敏性反应(舌、唇和面部的血管性水肿)、眼痛、瞳孔散大、心悸、心动过速、喉痉挛、恶心及尿潴留。建议妊娠早期、青光眼、尿潴留等患者慎用。

（作者:徐晓涵　审核:杨丽）

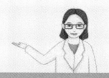

2.4 茶碱类药物知多少

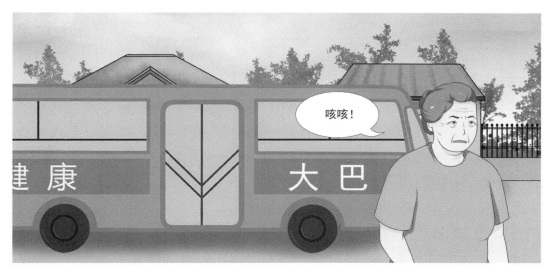

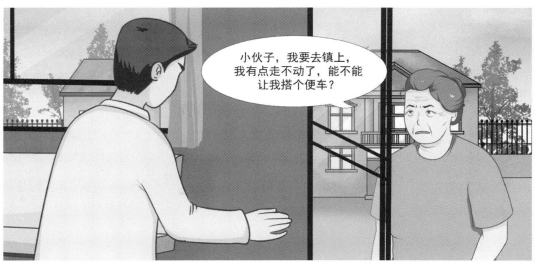

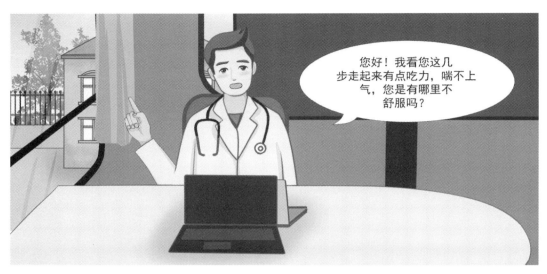

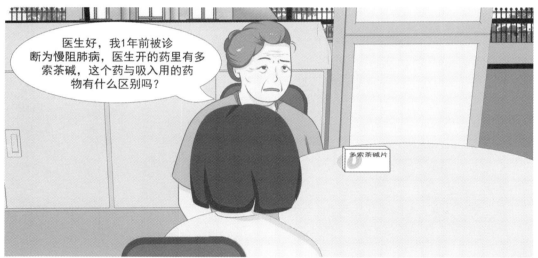

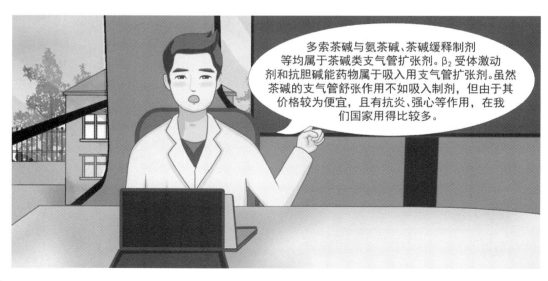

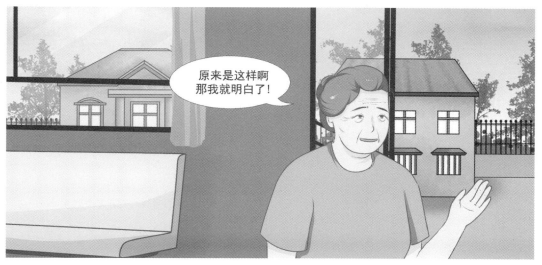

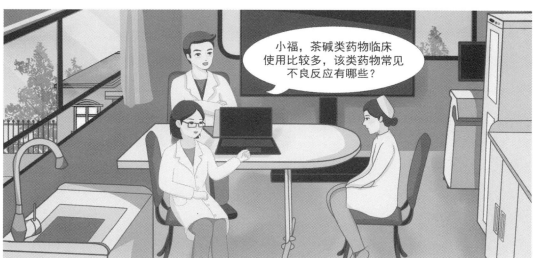

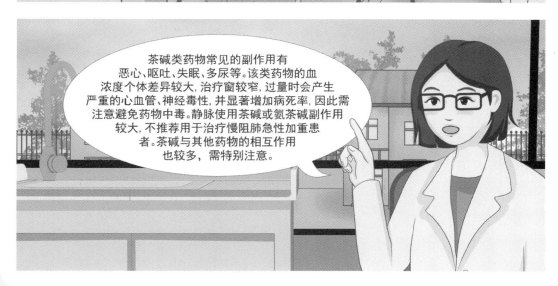

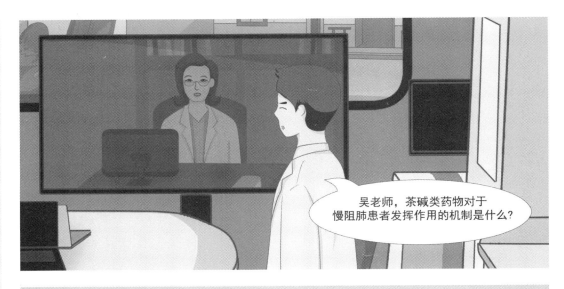

吴老师，茶碱类药物对于慢阻肺患者发挥作用的机制是什么？

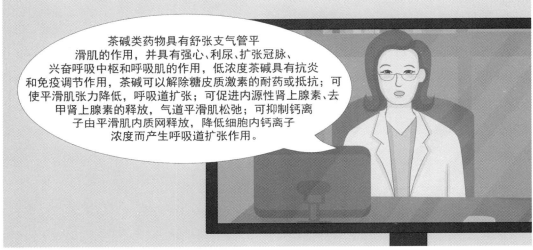

茶碱类药物具有舒张支气管平滑肌的作用，并具有强心、利尿、扩张冠脉、兴奋呼吸中枢和呼吸肌的作用，低浓度茶碱具有抗炎和免疫调节作用，茶碱可以解除糖皮质激素的耐药或抵抗；可使平滑肌张力降低，呼吸道扩张；可促进内源性肾上腺素、去甲肾上腺素的释放，气道平滑肌松弛；可抑制钙离子由平滑肌内质网释放，降低细胞内钙离子浓度而产生呼吸道扩张作用。

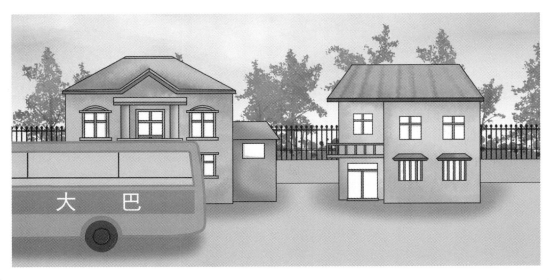

科普小知识

知识点 1 选择茶碱类药物的原因是什么?

茶碱类药物具有舒张支气管平滑肌作用,并具有强心、利尿、扩张冠脉、兴奋呼吸中枢和呼吸肌的作用,可以解除糖皮质激素的耐药或抵抗,低浓度时还有抗炎和免疫调节作用。

知识点 2 茶碱类药物如何分类?

常用的药品有氨茶碱、茶碱缓释制剂、多索茶碱等。虽然茶碱类药物的支气管舒张作用不如 β_2 受体激动剂、M 受体阻断剂,但由于其价格较为便宜,且有抗炎、提高膈肌功能等作用,是我国较为常用的支气管舒张药物之一。

知识点 3 茶碱类药物的安全性如何? 注意事项有哪些?

茶碱类药物的副作用较多,如恶心、呕吐、失眠、多尿等。该类药物的血浓度个体差异较大,治疗窗较窄,过量时会产生严重的心血管、神经毒性,并显著增加病死率,因此需注意避免中毒。静脉使用茶碱或氨茶碱副作用较大,不推荐用于治疗慢阻肺病急性加重患者。茶碱与其他药物的相互作用也较多,需在医师指导下使用,同时在使用时要做好血药浓度的监测。

(作者:徐晓涵　审核:杨丽)

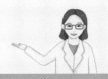

2.5 慢阻肺病治疗你不能忘记的抗菌药物

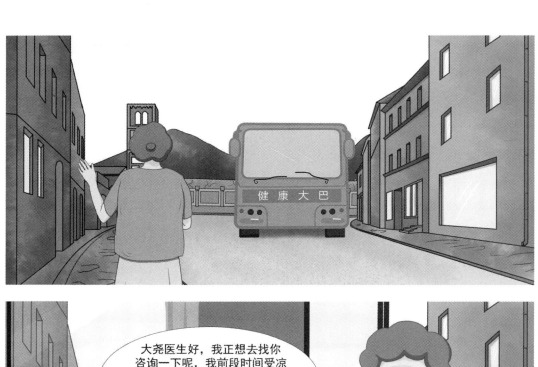

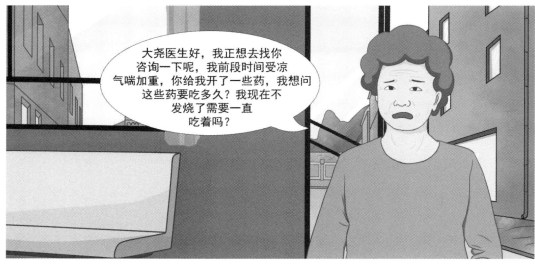

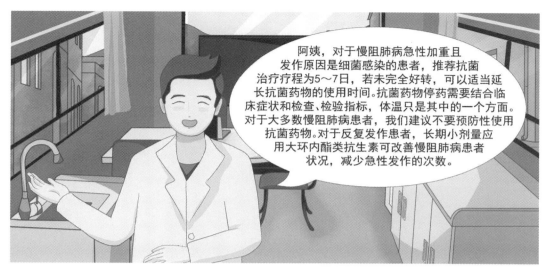

阿姨，对于慢阻肺病急性加重且发作原因是细菌感染的患者，推荐抗菌治疗疗程为5～7日，若未完全好转，可以适当延长抗菌药物的使用时间。抗菌药物停药需要结合临床症状和检查、检验指标，体温只是其中的一个方面。对于大多数慢阻肺病患者，我们建议不要预防性使用抗菌药物。对于反复发作患者，长期小剂量应用大环内酯类抗生素可改善慢阻肺病患者状况，减少急性发作的次数。

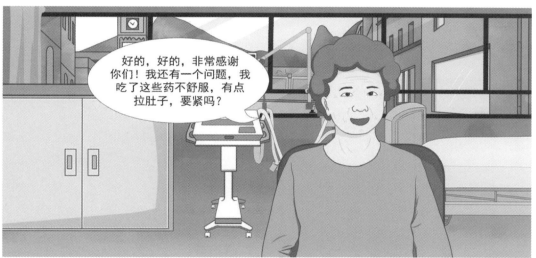

好的，好的，非常感谢你们！我还有一个问题，我吃了这些药不舒服，有点拉肚子，要紧吗？

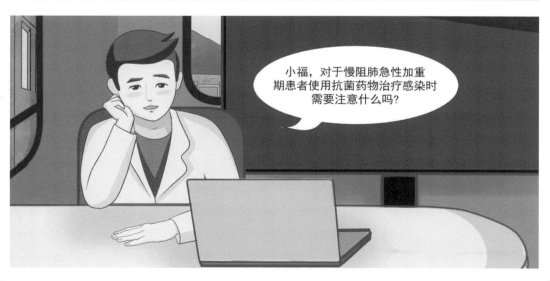

小福，对于慢阻肺急性加重期患者使用抗菌药物治疗感染时需要注意什么吗？

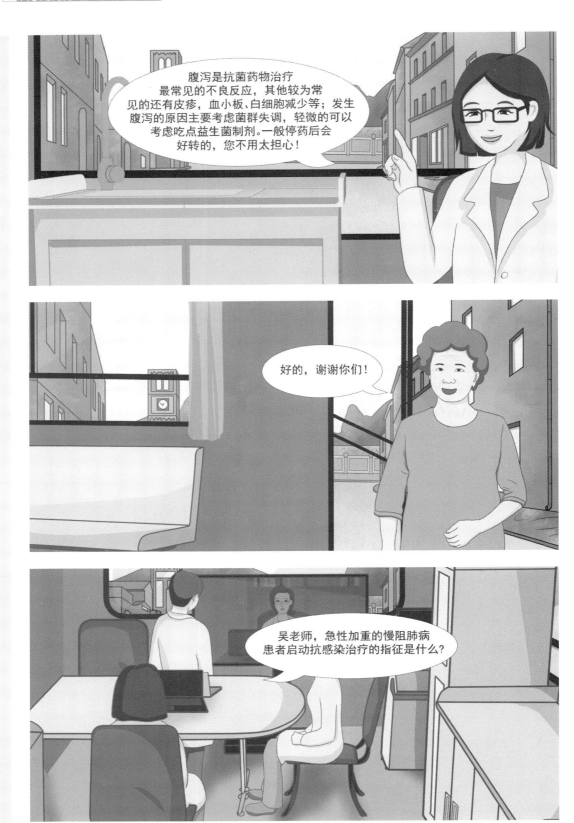

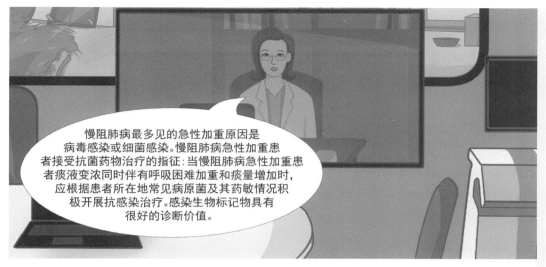

慢阻肺病最多见的急性加重原因是病毒感染或细菌感染。慢阻肺病急性加重患者接受抗菌药物治疗的指征：当慢阻肺病急性加重患者痰液变浓同时伴有呼吸困难加重和痰量增加时，应根据患者所在地常见病原菌及其药敏情况积极开展抗感染治疗。感染生物标记物具有很好的诊断价值。

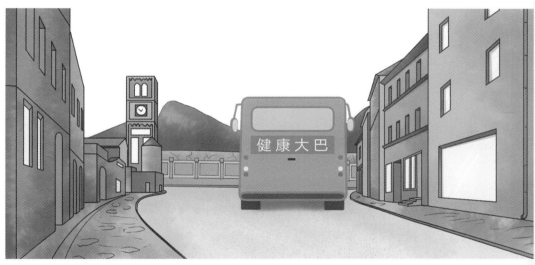

科普小知识

📑 知识点 1 抗菌药物如何选择?

慢阻肺病最多见的急性加重原因是病毒感染或细菌感染。抗菌药物能够改善慢阻肺病急性加重患者临床症状、减少重度急性加重等治疗失败风险、缩短住院时间、降低死亡率。

慢阻肺病急性加重患者接受抗菌药物治疗的指征:当慢阻肺病急性加重患者痰液变浓同时伴有呼吸困难加重和痰量增加时,应根据患者所在地常见病原菌及其药敏情况积极开展抗感染治疗。

📑 知识点 2 抗菌药物如何分类?

抗菌治疗推荐疗程为5～7日,特殊情况可以适当延长抗菌药物的应用时间。

短期疗效可迅速改善患者症状,改善肺功能,缩短康复时间;又可减少慢阻肺病患者未来急性加重的风险,减少慢阻肺病急性加重的频度,延长两次发作的间期,将细菌负荷降低到最低水平。

可选用阿莫西林/克拉维酸、2代头孢、左氧氟沙星或莫西沙星。对于有铜绿假单胞菌危险因素的患者,如能口服,则可选用环丙沙星或左氧氟沙星。需要静脉用药时,可选择环丙沙星和抗铜绿假单胞菌的β内酰胺类,同时可加用氨基糖苷类抗菌药物。

10%～20%的慢阻肺病急性加重患者可能会对初始经验治疗反应不佳。治疗失败的原因可能与以下因素有关:① 最常见原因是初始经验治疗未能覆盖引起感染病原微生物,如铜绿假单胞菌、金黄色葡萄球菌(包括MRSA)、鲍曼不动杆菌和其他非发酵菌;② 长期使用糖皮质激素的患者可能发生真菌感染;③ 引起感染的细菌可能为高度耐药的肺炎链球菌;④ 进行有创机械通气治疗的患者并发院内感染;⑤ 其他非感染因素,如肺栓塞、心力衰竭等。通常应采取处理措施包括:① 寻找治疗无效的非感染因素;② 重新评价可能的病原体;③ 更换抗菌药物,使之能覆盖铜绿假单胞菌、耐药肺炎链球菌和非发酵菌,或根据微生物学检测结果对抗菌药物治疗方案进行调整。

对于大多数慢阻肺病患者,我们建议不要预防性使用抗菌药物。对于给予了支气管扩张剂和抗炎药对慢阻肺病进行了最佳治疗,但慢阻肺病仍频繁急性加重的患者,平衡耐药风险后,长期小剂量应用大环内酯类抗生素可改善稳定期慢阻肺病患者的肺功能、临床症状、活动耐力及生命质量,减少慢阻肺病急性发作的次数及住院次数,建议预防性给予阿奇霉素,每天250 mg或500 mg,每周3次口服,疗程至少6个月。

📖 知识点 3 抗菌药物的安全性如何？注意事项有哪些？

临床上应用抗菌药物的类型应根据患者感染严重程度和当地细菌耐药情况选择。对轻度急性加重的患者不启用抗菌药物治疗。在治疗之初使用胃肠外抗菌药物的患者，在能够口服之后应改为口服治疗。对于反复发生急性加重的患者、严重气流受限和需要机械通气的患者，应该做痰液培养，启动针对性治疗，减少或避免抗菌药物耐药导致其他感染。

腹泻是抗菌药物治疗最常见的不良反应。如果使用氟喹诺酮类药物，还必须考虑到该类药物会增加艰难梭菌感染的风险；大环内酯类和氟喹诺酮类药物都可引起QT间期延长，继而可导致尖端扭转型室性心动过速和死亡。有以下情况的患者发生药物性QT间期延长这一不良反应的风险尤其高：基线QT间期延长、低钾血症、低镁血症、明显心动过缓、缓慢性心律失常、失代偿性心力衰竭，以及使用某些抗心律失常药物(如胺碘酮)。年龄较大的成人患者也更易发生药物性QT间期延长。对于已有QT间期延长且不需要使用抗假单胞菌抗菌药物的门诊患者，可使用多西环素，因为该药一般不会引起QT间期延长。

(作者:徐晓涵　审核:杨丽)

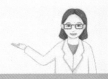

2.6 慢阻肺病治疗的得力助攻：止咳祛痰药

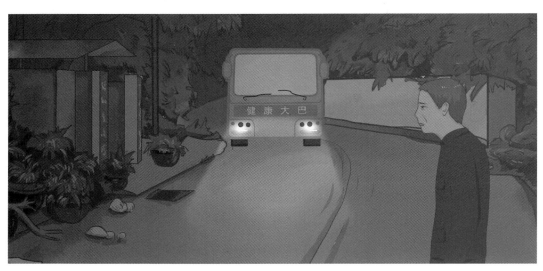

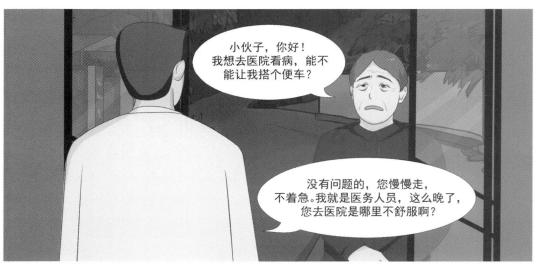

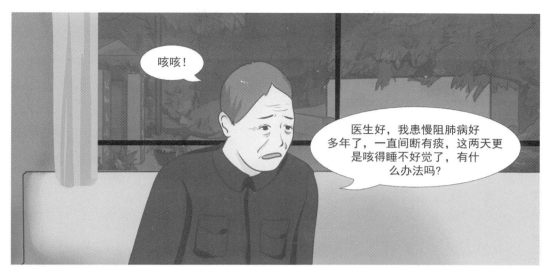

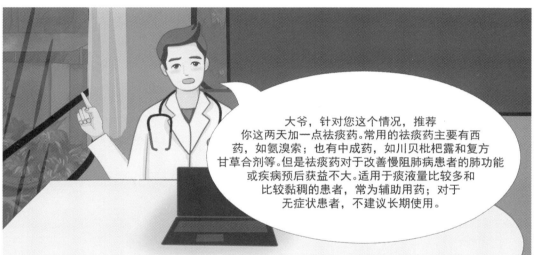

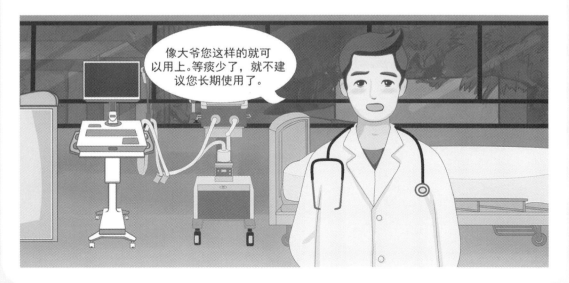

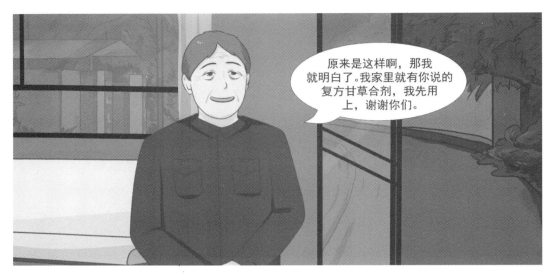

原来是这样啊，那我就明白了。我家里就有你说的复方甘草合剂，我先用上，谢谢你们。

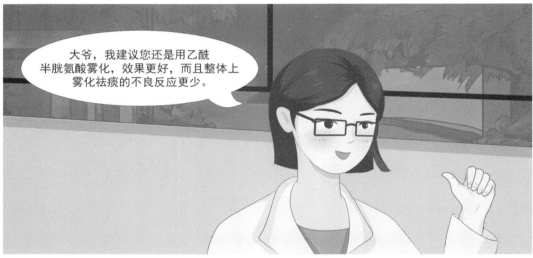

大爷，我建议您还是用乙酰半胱氨酸雾化，效果更好，而且整体上雾化祛痰的不良反应更少。

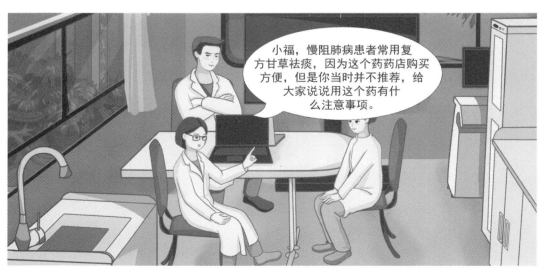

小福，慢阻肺病患者常用复方甘草祛痰，因为这个药药店购买方便，但是你当时并不推荐，给大家说说用这个药有什么注意事项。

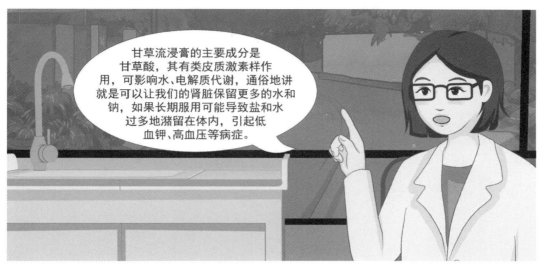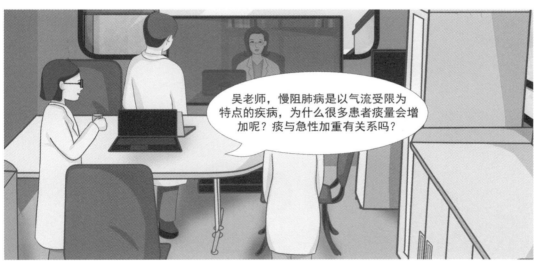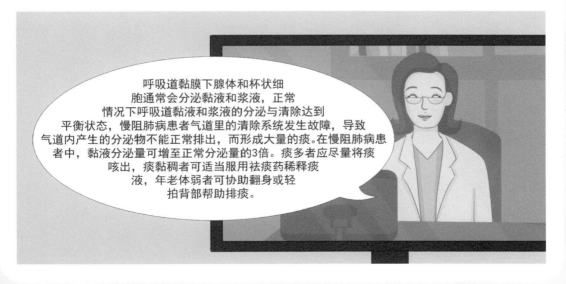

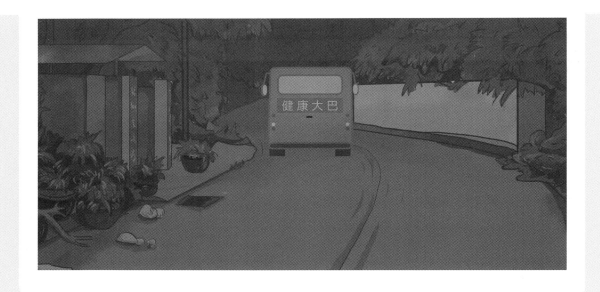

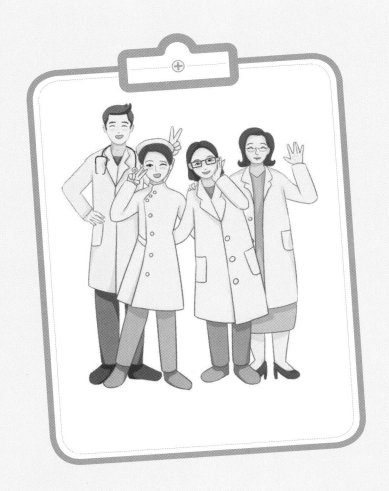

科普小知识

📑 知识点 1 祛痰药如何选择?

呼吸道黏膜下腺体和杯状细胞通常会分泌黏液和浆液,正常情况下呼吸道黏液和浆液的分泌与清除达到平衡状态,慢阻肺病患者痰多主要是黏液-纤毛清除系统异常所致。患者气道里的清除系统发生故障,导致气道内产生的分泌物不能正常排出,从而形成大量的痰。在慢阻肺病患者中,黏液分泌量可增至正常分泌量的3倍。慢阻肺病急性加重期还会影响黏液的流变性质,痰液脓性增加导致黏度、表面张力、弹性系数、接触角增加,并使咳嗽运输能力降低。患者常因体质虚弱、咳嗽无力使清理呼吸道无效,而痰液拥堵又是加重患者感染和呼吸困难的危险因素。

祛痰和抗氧化治疗能直接促进排痰,畅通气道,还能通过提高体内抗氧化能力,减少氧化应激损伤,对慢阻肺病发挥双重作用。慢阻肺病常规疗法原则上应采取祛痰为主、止咳为辅的策略,指导患者当出现咳嗽、咳痰时不要盲目使用镇咳药,避免应用强力镇咳药诱发痰潴留而加重病原微生物感染和增加气道阻力。痰多者尽量将痰咳出,痰黏稠者可适当使用祛痰药等稀释痰液,年老体弱者可协助翻身或轻拍背部帮助排痰。

📑 知识点 2 祛痰药如何分类?

乙酰半胱氨酸直接作用于黏蛋白,使二硫键断裂,促进黏液液化并降低其黏度。当足量使用时还具有抗氧化作用。给药方式通常为雾化和口服。

临床上具有祛痰和抗氧化双重作用的药物还有羧甲司坦、厄多司坦、溴己新及其代谢物氨溴索等。另外,还有化痰止咳中草药,如蜜炼川贝枇杷膏、急支糖浆、复方甘草合剂、肺力咳合剂等。

祛痰药对于改善慢阻肺病患者的肺功能或疾病预后获益不大。适用于痰液量比较多和痰液比较黏稠的患者,常为辅助用药;对于无症状患者,不建议长期使用祛痰药。

📑 知识点 3 祛痰药的安全性如何? 注意事项有哪些?

乙酰半胱氨酸的副作用包括恶心、呕吐和变态反应。祛痰/抗氧化药物具有较少的不良反应,主要为胃肠道不适、疲倦、乏力等。

对于液化痰液类祛痰药,用药初期支气管内分泌物量会增加。如患者不能有效排痰,应通过体位引流或支气管抽吸方式将分泌物排出,以避免分泌物潴留阻塞气道。

(作者:徐晓涵　审核:杨丽)

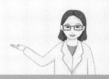

2.7 减轻慢阻肺病急性加重的秘密武器：疫苗

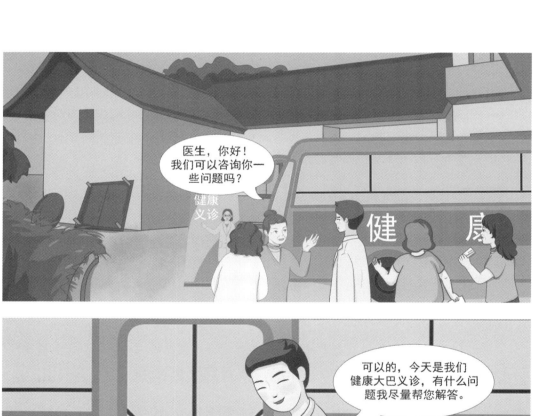

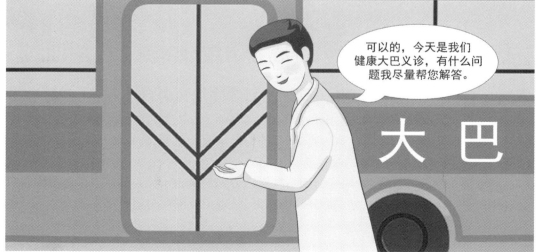

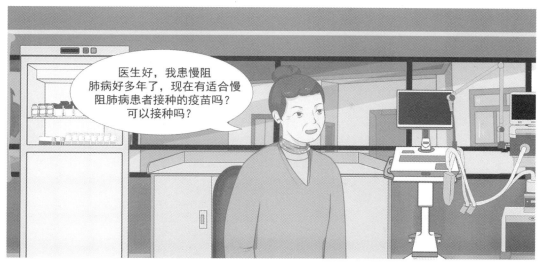

医生好，我患慢阻肺病好多年了，现在有适合慢阻肺病患者接种的疫苗吗？可以接种吗？

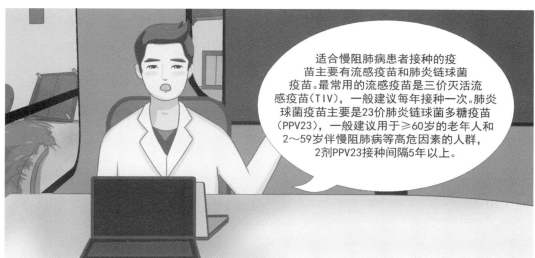

适合慢阻肺病患者接种的疫苗主要有流感疫苗和肺炎链球菌疫苗。最常用的流感疫苗是三价灭活流感疫苗（TIV），一般建议每年接种一次。肺炎球菌疫苗主要是23价肺炎链球菌多糖疫苗（PPV23），一般建议用于≥60岁的老年人和2～59岁伴慢阻肺病等高危因素的人群，2剂PPV23接种间隔5年以上。

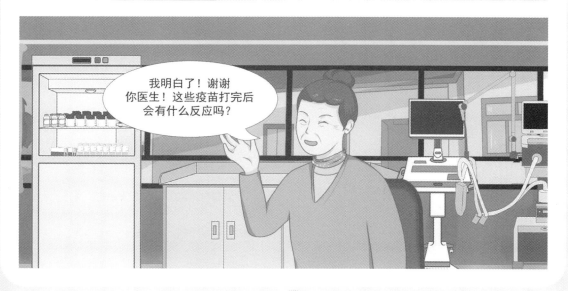

我明白了！谢谢你医生！这些疫苗打完后会有什么反应吗？

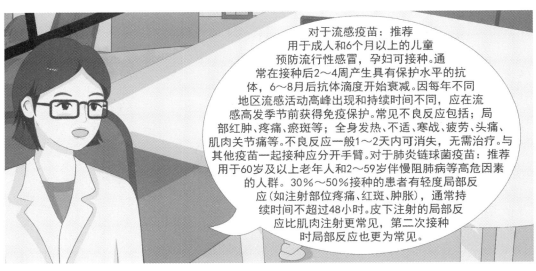

对于流感疫苗：推荐用于成人和6个月以上的儿童预防流行性感冒，孕妇可接种。通常在接种后2～4周产生具有保护水平的抗体，6～8月后抗体滴度开始衰减。因每年不同地区流感活动高峰出现和持续时间不同，应在流感高发季节前获得免疫保护。常见不良反应包括：局部红肿、疼痛、瘀斑等；全身发热、不适、寒战、疲劳、头痛、肌肉关节痛等。不良反应一般1～2天内可消失，无需治疗。与其他疫苗一起接种应分开手臂。对于肺炎链球菌疫苗：推荐用于60岁及以上老年人和2～59岁伴慢阻肺病等高危因素的人群。30%～50%接种的患者有轻度局部反应（如注射部位疼痛、红斑、肿胀），通常持续时间不超过48小时。皮下注射的局部反应比肌肉注射更常见，第二次接种时局部反应也更为常见。

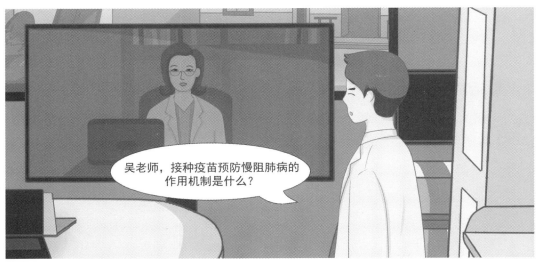

吴老师，接种疫苗预防慢阻肺病的作用机制是什么？

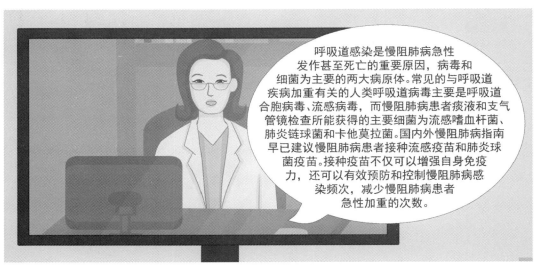

呼吸道感染是慢阻肺病急性发作甚至死亡的重要原因，病毒和细菌为主要的两大病原体。常见的与呼吸道疾病加重有关的人类呼吸道病毒主要是呼吸道合胞病毒、流感病毒，而慢阻肺病患者痰液和支气管镜检查所能获得的主要细菌为流感嗜血杆菌、肺炎链球菌和卡他莫拉菌。国内外慢阻肺病指南早已建议慢阻肺病患者接种流感疫苗和肺炎球菌疫苗。接种疫苗不仅可以增强自身免疫力，还可以有效预防和控制慢阻肺病感染频次，减少慢阻肺病患者急性加重的次数。

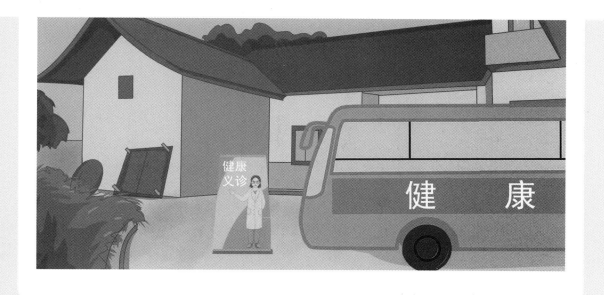

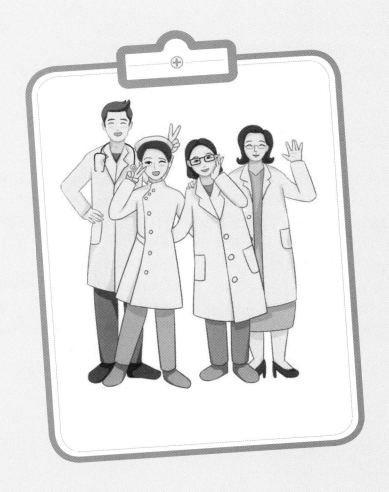

科普小知识

📋 知识点 1 为什么要使用疫苗?

呼吸道感染是慢阻肺病急性发作甚至死亡的重要原因,病毒和细菌为两大主要病原体。常见与呼吸道疾病加重有关的人类呼吸道病毒主要是呼吸道合胞病毒、流感病毒,而慢阻肺病患者痰液和支气管镜检查所能获得的主要细菌为流感嗜血杆菌、肺炎链球菌和卡他莫拉菌。国内外慢阻肺病指南早已建议慢阻肺病患者接种流感疫苗和肺炎球菌疫苗。接种疫苗不仅可以增强自身免疫力,还可以有效预防和控制慢阻肺病感染频次,减少慢阻肺病患者急性加重的次数。

📋 知识点 2 疫苗如何分类?

目前批准上市应用的最常用的流感疫苗是三价灭活流感疫苗(TIV),一般建议每年接种一次。接种流感疫苗有助于降低流感暴发期间慢阻肺病患者的死亡风险。

目前我国可供选择的肺炎链球菌疫苗主要是23价肺炎链球菌多糖疫苗(PPV23),一般建议用于≥60岁的老年人和2～59岁伴高危因素的人群,2剂PPV23接种间隔5年以上。

📋 知识点 3 疫苗的安全性如何? 注意事项有哪些?

流感疫苗:推荐用于成人和6个月以上的儿童预防流行性感冒,孕妇可接种。通常在接种后2～4周产生具有保护水平的抗体,6～8月后抗体滴度开始衰减。因每年不同地区流感活动高峰出现和持续时间不同,应在流感高发季节前获得免疫保护。常见不良反应包括:局部红肿、疼痛、瘀斑等;全身发热、不适、寒战、疲劳、头痛、肌肉关节痛等。一般1～2天内症状可消失,无需治疗。与其他疫苗同时接种应在不同手臂分别进行。

肺炎链球菌疫苗:推荐用于60岁及以上老年人和2～59岁伴慢阻肺病等高危因素的人群。30%～50%接种的患者有轻度局部反应(如注射部位疼痛、红斑、肿胀),通常持续时间不超过48 h。皮下注射的局部反应比肌肉注射更常见,第二次接种时局部反应也更为常见。

(作者:徐晓涵　审核:杨丽)

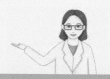

2.8 慢阻肺病治疗中吸入制剂的联合使用："1+1 > 2"

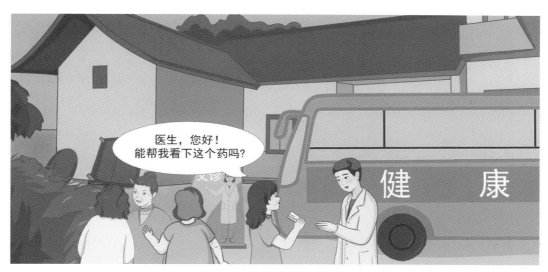

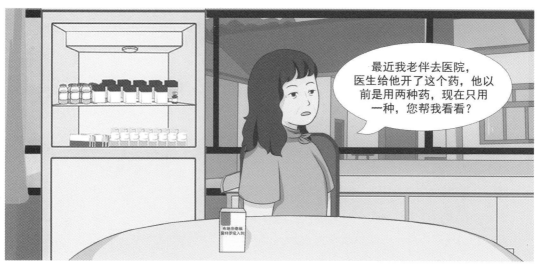

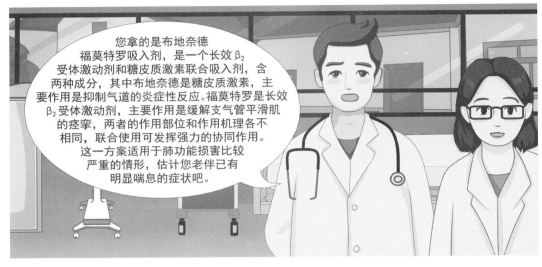

您拿的是布地奈德福莫特罗吸入剂，是一个长效 β_2 受体激动剂和糖皮质激素联合吸入剂，含两种成分，其中布地奈德是糖皮质激素，主要作用是抑制气道的炎症性反应。福莫特罗是长效 β_2 受体激动剂，主要作用是缓解支气管平滑肌的痉挛，两者的作用部位和作用机理各不相同，联合使用可发挥强力的协同作用。这一方案适用于肺功能损害比较严重的情形，估计您老伴已有明显喘息的症状吧。

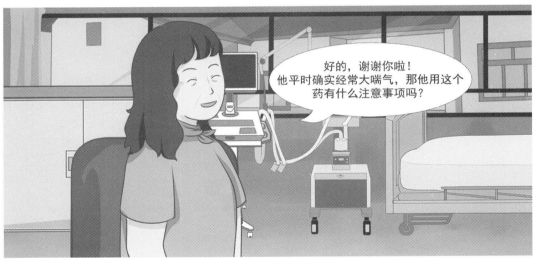

好的，谢谢你啦！他平时确实经常大喘气，那他用这个药有什么注意事项吗？

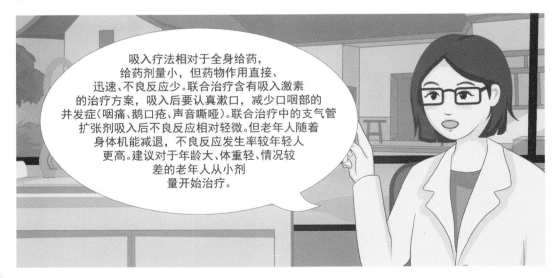

吸入疗法相对于全身给药，给药剂量小，但药物作用直接、迅速、不良反应少。联合治疗含有吸入激素的治疗方案，吸入后要认真漱口，减少口咽部的并发症（咽痛、鹅口疮、声音嘶哑）。联合治疗中的支气管扩张剂吸入后不良反应相对轻微。但老年人随着身体机能减退，不良反应发生率较年轻人更高。建议对于年龄大、体重轻、情况较差的老年人从小剂量开始治疗。

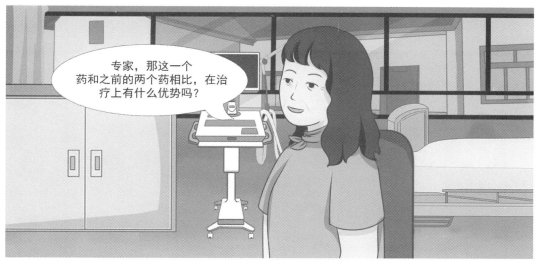

专家，那这一个药和之前的两个药相比，在治疗上有什么优势吗？

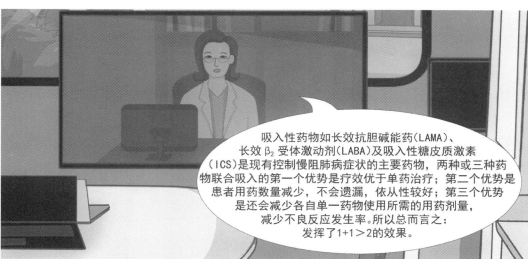

吸入性药物如长效抗胆碱能药（LAMA）、长效 β_2 受体激动剂（LABA）及吸入性糖皮质激素（ICS）是现有控制慢阻肺病症状的主要药物，两种或三种药物联合吸入的第一个优势是疗效优于单药治疗；第二个优势是患者用药数量减少，不会遗漏，依从性较好；第三个优势是还会减少各自单一药物使用所需的用药剂量，减少不良反应发生率。所以总而言之：发挥了1+1＞2的效果。

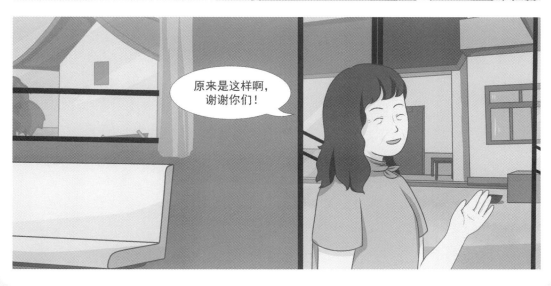

原来是这样啊，谢谢你们！

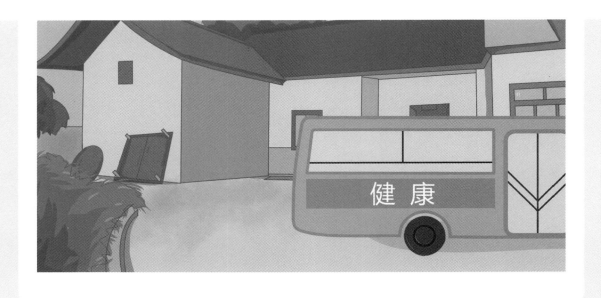

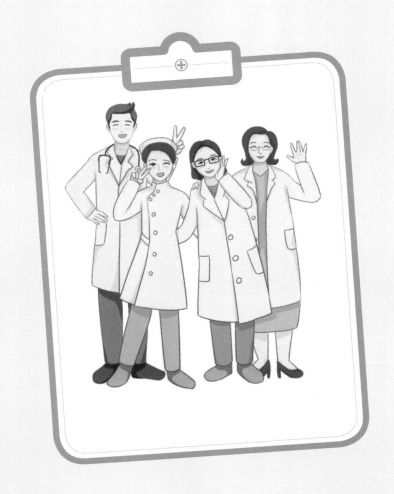

科普小知识

📋 知识点 1 联合制剂如何选择？

吸入性药物如长效抗胆碱能药（LAMA）、长效 β_2 受体激动剂（LABA）及吸入性糖皮质激素（ICS）等是现有控制慢阻肺病症状的主要手段，两种或三种药物联合吸入优于单药治疗，且患者对吸入同一装置内的复合制剂依从性较好，同时可减少各自单一药物使用所需的用药剂量，减少不良反应发生率。

📋 知识点 2 常用的联合治疗方案有哪些？

常用的联合治疗方案：

（1）β_2 受体激动剂和胆碱能受体拮抗剂的联合应用：

异丙托溴铵和沙丁胺醇有复方吸入制剂，也可两种药物分别吸入，可快速舒张支气管，并且作用时间延长，是较为理想的支气管舒张联合治疗方案。最新的研究结果表明噻托溴铵和长效 β_2 受体激动剂联合使用也有较好的支气管舒张效果，对减轻气促，提高运动耐力等也有较为明显的作用。

（2）长效 β_2 受体激动剂和糖皮质激素联合吸入治疗：

糖皮质激素的主要作用是抑制气道的炎症性反应，而 β_2 受体激动剂主要作用是缓解支气管平滑肌的痉挛，两者的作用部位和作用机理各不相同，联合使用可发挥强力的协同作用。这一方案特别适用于肺功能损害比较严重、有明显喘息症状的患者。

📋 知识点 3 联合治疗方案的安全性如何？注意事项有哪些？

吸入疗法相对于全身给药，给药剂量小，但药物作用直接、起效迅速、局部浓度高、不良反应少。联合治疗含有吸入激素的治疗方案，吸入后要认真漱口，减少口咽部的并发症（咽痛、鹅口疮、声音嘶哑）。联合治疗中的支气管扩张剂吸入后常见头痛、头晕、口干、喉痛、震颤、心动过速等，不良反应相对轻微。但老年人随着身体机能减退，药物代谢和排泄能力下降，不良反应发生率较年轻人更高。建议对于年龄大、体重轻、情况较差的老年人从小剂量开始治疗。

（作者：徐晓涵　审核：杨丽）

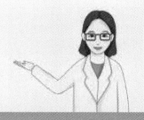

3 抗慢阻肺病的用药

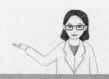

3.1 舒利迭的使用

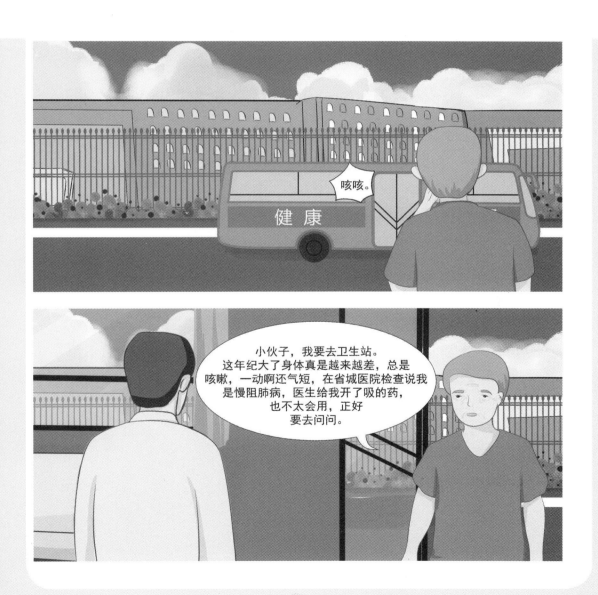

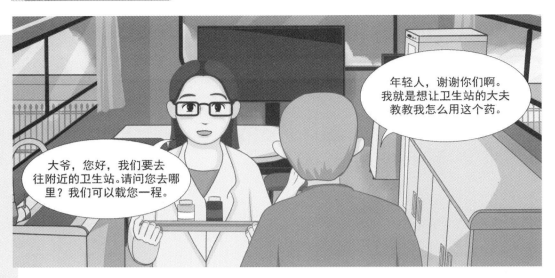

年轻人，谢谢你们啊。我就是想让卫生站的大夫教教我怎么用这个药。

大爷，您好，我们要去往附近的卫生站。请问您去哪里？我们可以载您一程。

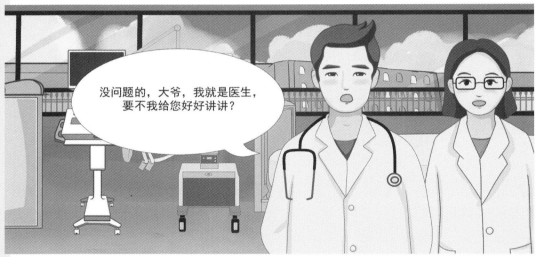

没问题的，大爷，我就是医生，要不我给您好好讲讲？

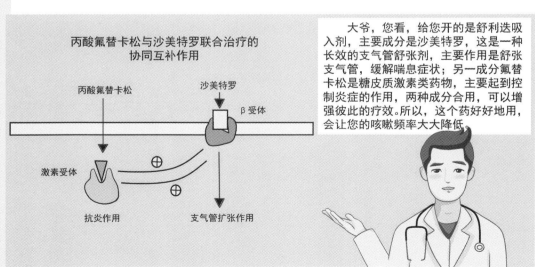

丙酸氟替卡松与沙美特罗联合治疗的协同互补作用

丙酸氟替卡松

沙美特罗

β受体

激素受体

⊕

⊕

抗炎作用

支气管扩张作用

大爷，您看，给您开的是舒利迭吸入剂，主要成分是沙美特罗，这是一种长效的支气管舒张剂，主要作用是舒张支气管，缓解喘息症状；另一成分氟替卡松是糖皮质激素类药物，主要起到控制炎症的作用，两种成分合用，可以增强彼此的疗效。所以，这个药好好地用，会让您的咳嗽频率大大降低。

　　大爷，我来教您用吧！第一次使用时，您首先从药盒中取出吸入装置，我们一般叫它准纳器。一个新的准纳器应该可以使用60或120次。平时无需特别养护，也无需重新填充药物。准纳器上部的剂量指示窗口显示剩余药量。数目5～0表示剂量逐步递减，颜色也将逐渐显示为红色，警告剩余剂量已不多。

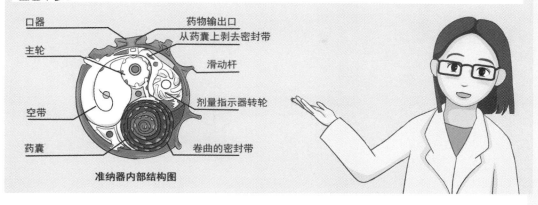

准纳器内部结构图

口器　药物输出口　从药囊上剥去密封带　主轮　滑动杆　空带　剂量指示器转轮　药囊　卷曲的密封带

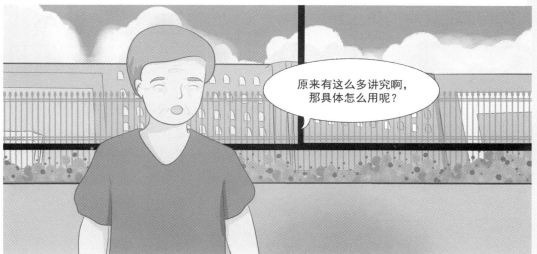

原来有这么多讲究啊，那具体怎么用呢？

　　第一步　打开：用一只手握住外壳，另一只手的大拇指放在拇指柄上，向外推动拇指直至完全打开。

　　第二步　推开：握住准纳器使吸嘴对着自己。向外推滑动杆直至发出咔哒声，表明准纳器已做好吸药的准备。每次当滑动杆向后滑动时，药将重新填充。不要随意拨动滑动杆以免造成药物的浪费。

　　第三步　吸入：握住准纳器并使之远离嘴部。在保证平稳呼吸的前提下，尽量呼气。切记不要将气呼入准纳器中。将肺部的气体尽力排出后，再把吸嘴放入口中，然后深深地平稳地吸入药物。吸气完毕后，将准纳器从口中拿出，继续屏气约10 s，然后缓慢从鼻孔恢复呼气。

舒利迭操作演示

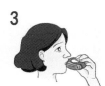

第四步 关闭：将拇指放在拇指柄上，关闭准纳器，发出咔哒声表明已经关闭。您无需担心和操作滑动杆，因为它会自动返回原有位置并复位。准纳器又可用于下一吸药物的使用。如果需要吸入第2吸药物，必须关上准纳器后，间隔一分钟再操作。

第五步 漱口：舒利迭中含有激素，吸药后一定要含水仰起头来深漱口（包括喉咙），以预防鹅口疮。

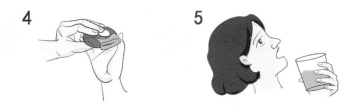

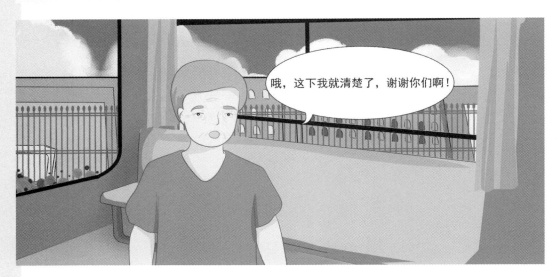

哦，这下我就清楚了，谢谢你们啊！

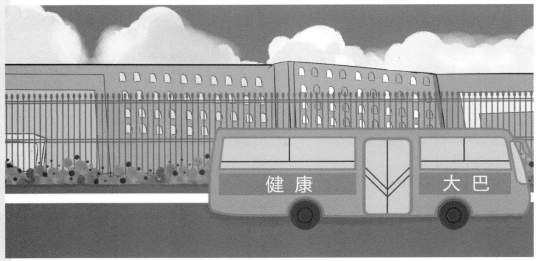

科普小知识

知识点 1 舒利迭的作用机制是什么?

舒利迭(沙美特罗替卡松粉吸入剂)为复方制剂,沙美特罗是长效的 β_2 受体激动剂支气管舒张剂,主要作用是舒张支气管,缓解喘息症状;另一成分氟替卡松是糖皮质激素类药物,主要起到控制炎症的作用,两种成分合用,可以加强彼此的疗效,可以改善患者生活质量,减少慢阻肺病患者急性复发次数。

知识点 2 使用舒利迭的注意事项有哪些?

(1)舒利迭准纳器只供经口吸入使用。

(2)需要严格按照医生给的处方量使用舒利迭,必须每天使用才能获得理想益处,即使无症状时也如此。未经医生允许不建议突然停药,否则可能会引起病情恶化。

(3)舒利迭不适用于控制急性哮喘的发作。

(4)哮喘控制的突发性和进行性恶化有可能危及生命,当前剂量不足以控制哮喘时,应立即就医复查。

知识点 3 舒利迭的不良反应有哪些?

因为本品含有激素可能会导致口咽部的真菌感染,建议您在吸入后及时漱口。

其可能引起的副作用有声音嘶哑、发音困难、头痛、口咽部的念珠菌感染及心悸等,如发生上述症状,请告知医师。

(作者:夏雨、张南生　审核:封宇飞)

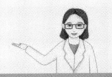

3.2 思力华的使用

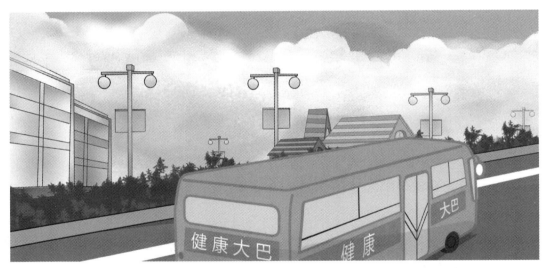

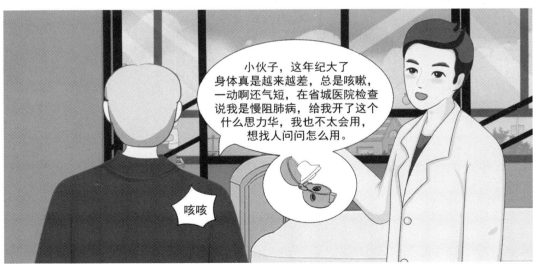

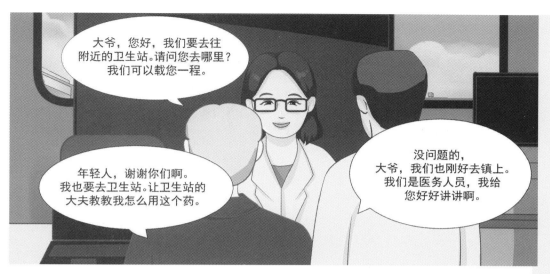

抗胆碱能药物阻断乙酰胆碱的作用，从而扩张气道

正常人　　　　　　COPD 患者

迷走神经张力　　　　同等的迷走
神经张力对
COPD 患者
的气道阻力
具有更显著
的影响

抗胆碱能药物
阻断乙酰胆碱

气道阻力减小，气道扩张

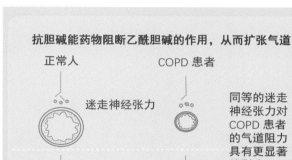

大爷，您看。给您开的是思力华吸剂，主要成分是噻托溴铵，这是一种长入效的抗胆碱能药物。通过与平滑肌上的M3受体结合产生对支气管平滑肌的扩张作用，从而扩张气道。

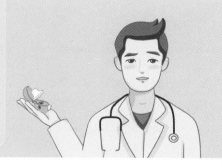

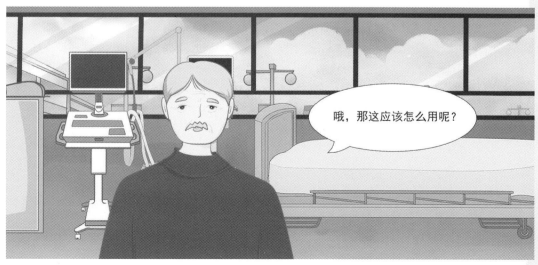

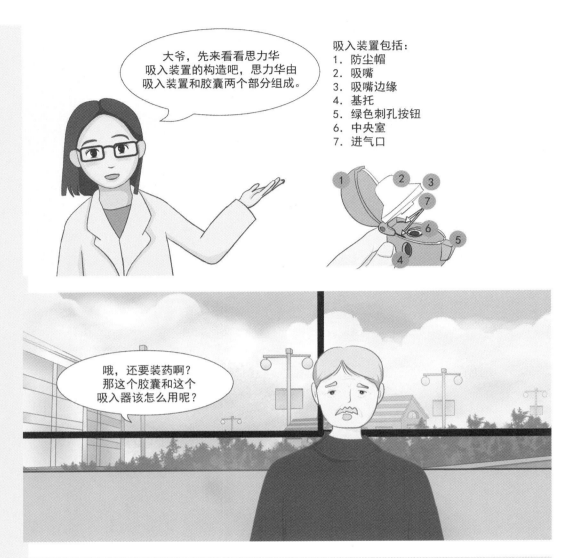

大爷，先来看看思力华吸入装置的构造吧，思力华由吸入装置和胶囊两个部分组成。

吸入装置包括：
1. 防尘帽
2. 吸嘴
3. 吸嘴边缘
4. 基托
5. 绿色刺孔按钮
6. 中央室
7. 进气口

哦，还要装药啊？那这个胶囊和这个吸入器该怎么用呢？

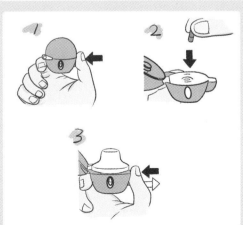

　　第一步，打开您的吸入装置。按下绿色刺孔按钮并打开防尘盖，轻轻提起吸嘴边缘使中间室暴露出来。

　　第二步，将思力华胶囊按入您的吸入装置中。您每次只需要揭开铝箔取下一粒胶囊。请不要用尖锐的工具来取出胶囊。将取出的胶囊放入吸入装置的中间室，合上吸嘴直至听到咔哒声，保持防尘帽敞开。

　　第三步，刺破思力华胶囊。手持吸入装置使吸嘴向上，按下绿色刺孔按钮，感觉到胶囊被刺破后即松开。请注意无需多次按下绿色刺孔按钮，也不要摇晃您的吸入装置。

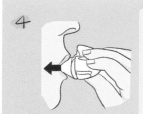

这是药物操作的二维码，您可以用手机扫一下观看操作步骤，有什么问题随时可以联系我噢。

思力华操作演示

第四步，吸入思力华

● 完全呼气（先做一次深呼吸），使肺内的气体排出。注意一定要避免呼气到吸嘴中。

● 举起吸入装置放到嘴上，用嘴唇紧紧含住吸嘴，保持头部垂直。注意不要按住装置的进气口。

● 缓慢地深吸气，其速率应足以让您感觉到胶囊振动。吸气到肺部全充满时，尽可能长时间地屏住呼吸，同时从嘴中取出吸入装置。重新开始正常呼吸。

● 为了使胶囊中的药物完全吸出，您需要再进行一次深呼气并重复吸入一次。

● 再次打开吸嘴，倒出用过的胶囊并丢弃。将装置倒置并轻敲，倒出其中可能残留的粉末。关闭吸嘴和防尘帽，将吸入装置保存起来。

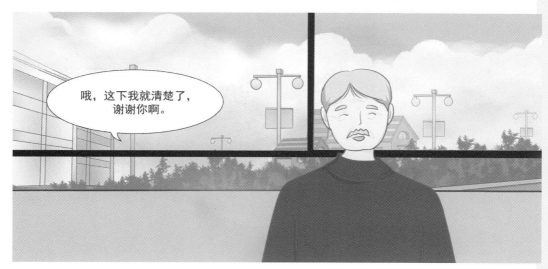

哦，这下我就清楚了，谢谢你啊。

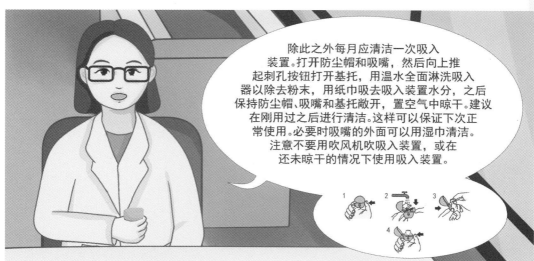

除此之外每月应清洁一次吸入装置。打开防尘帽和吸嘴，然后向上推起刺孔按钮打开基托，用温水全面淋洗吸入器以除去粉末，用纸巾吸去吸入装置水分，之后保持防尘帽、吸嘴和基托敞开，置空气中晾干。建议在刚用过之后进行清洁。这样可以保证下次正常使用。必要时吸嘴的外面可以用湿巾清洁。注意不要用吹风机吹吸入装置，或在还未晾干的情况下使用吸入装置。

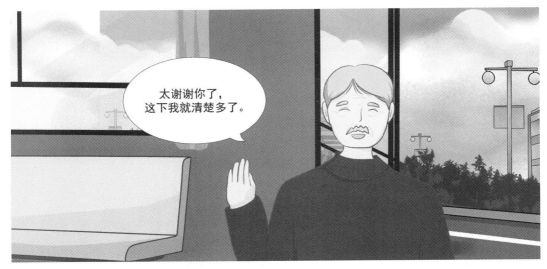

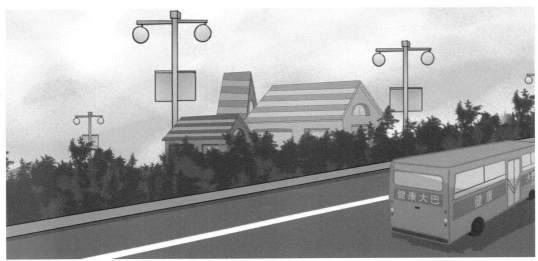

科普小知识

知识点 1 | 思力华的作用机制是什么?

思力华是一种支气管扩张剂,适用于慢阻肺病的维持治疗,包括慢性支气管炎和肺气肿,伴随性呼吸困难的维持治疗及急性发作的预防。

知识点 2 | 使用思力华的注意事项有哪些?

(1) 千万不要吞下思力华胶囊。

(2) 思力华胶囊只能通过专用的吸入装置经嘴吸入。

(3) 请不要用此吸入装置来吸入任何其他药物。

(4) 思力华不是急救药,因此对于突发的呼吸困难无效。

(5) 思力华最常见的不良反应为口干。此外,思力华还可能导致便秘和排尿困难等不良反应。

(6) 如果在用药的过程中,出现视力变化、眼部疼痛、排尿困难等情况,请停止使用该药,并及时到医院就诊。

知识点 3 | 思力华药粉吸入装置如何护理?

每月清洁一次吸入装置。打开防尘帽和吸嘴,然后向上推起刺孔按钮打开基托,用温水全面淋洗吸入器以除去粉末,用纸巾吸去吸入装置水分,之后保持防尘帽、吸嘴和基托敞开,置空气中晾干。晾干吸入装置需 24 h,因此应在最后一次使用之后进行清洁。这样可以保证下次正常使用。必要时吸嘴的外面可以用湿巾清洁。注意不要用吹风机吹吸入装置,也不要在还未晾干的情况下使用吸入装置。

(作者:夏雨、张南生　审核:封宇飞)

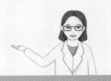

3.3 吸入制剂的保存

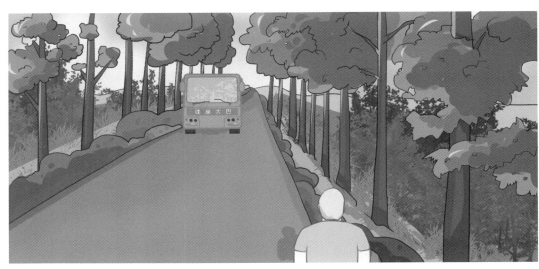

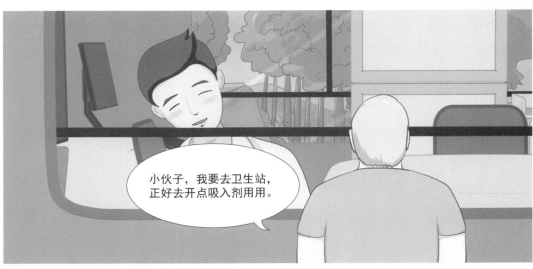

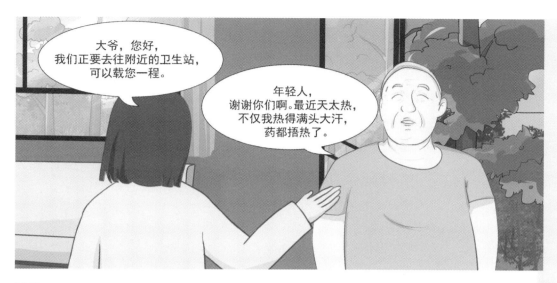

大爷，您好，我们正要去往附近的卫生站，可以载您一程。

年轻人，谢谢你们啊。最近天太热，不仅我热得满头大汗，药都捂热了。

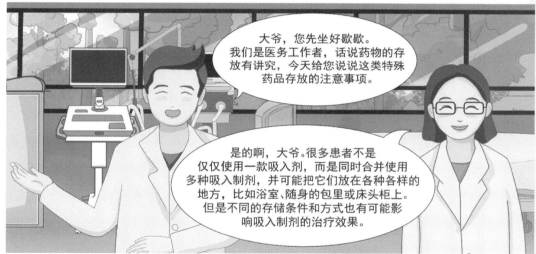

大爷，您先坐好歇歇。我们是医务工作者，话说药物的存放有讲究，今天给您说说这类特殊药品存放的注意事项。

是的啊，大爷。很多患者不是仅仅使用一款吸入剂，而是同时合并使用多种吸入制剂，并可能把它们放在各种各样的地方，比如浴室、随身的包里或床头柜上。但是不同的存储条件和方式也有可能影响吸入制剂的治疗效果。

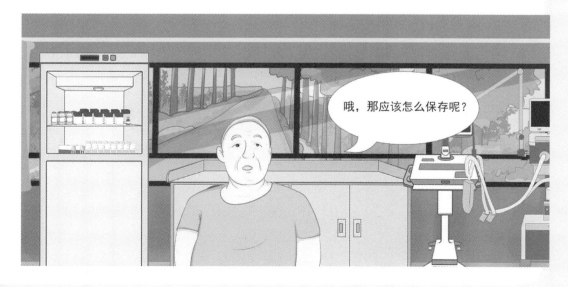

哦，那应该怎么保存呢？

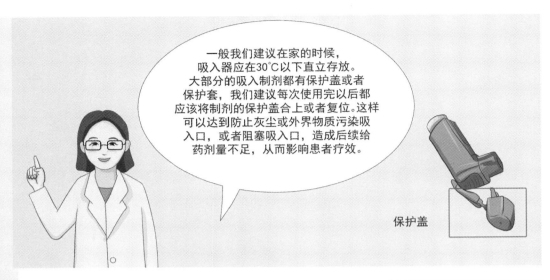

一般我们建议在家的时候，吸入器应在30℃以下直立存放。大部分的吸入制剂都有保护盖或者保护套，我们建议每次使用完以后都应该将制剂的保护盖合上或者复位。这样可以达到防止灰尘或外界物质污染吸入口，或者阻塞吸入口，造成后续给药剂量不足，从而影响患者疗效。

保护盖

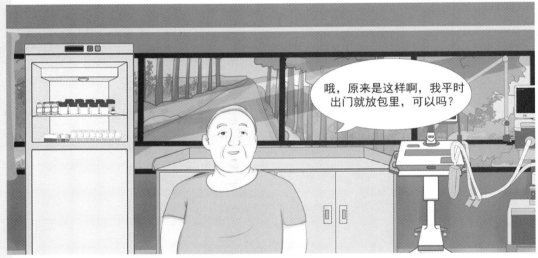

哦，原来是这样啊，我平时出门就放包里，可以吗？

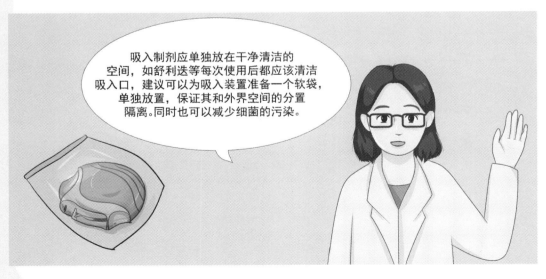

吸入制剂应单独放在干净清洁的空间，如舒利迭等每次使用后都应该清洁吸入口，建议可以为吸入装置准备一个软袋，单独放置，保证其和外界空间的分置隔离。同时也可以减少细菌的污染。

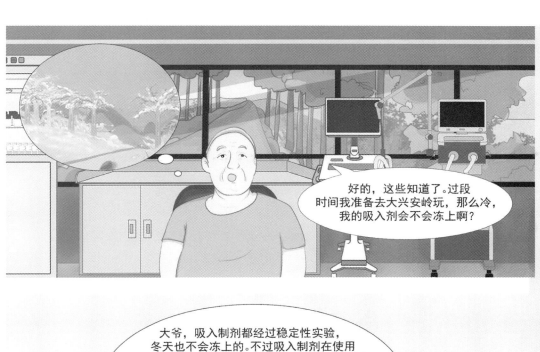

好的，这些知道了。过段时间我准备去大兴安岭玩，那么冷，我的吸入剂会不会冻上啊？

大爷，吸入制剂都经过稳定性实验，冬天也不会冻上的。不过吸入制剂在使用前应该放在正常的环境中。如果天气冷，应该用手取暖。由于吸入制剂成分复杂，很多吸入制剂含有抛射剂，不要试图用火柴或自来水加热。极端温度确实会改变推进剂的喷射压力，并可能导致被吸入药物性状发生变化。对于经常携带吸入制剂出差的患者，在旅途过程中应避免过冷过热的状态。

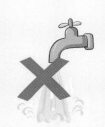

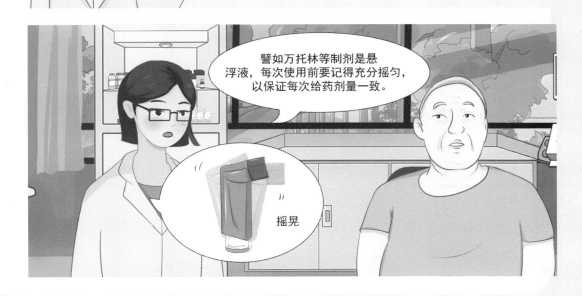

譬如万托林等制剂是悬浮液，每次使用前要记得充分摇匀，以保证每次给药剂量一致。

摇晃

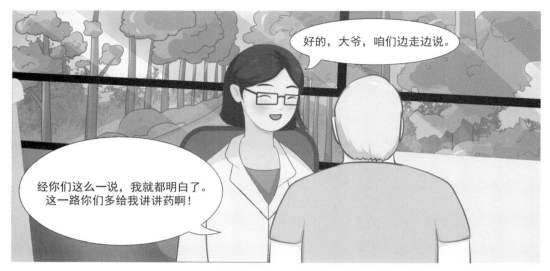

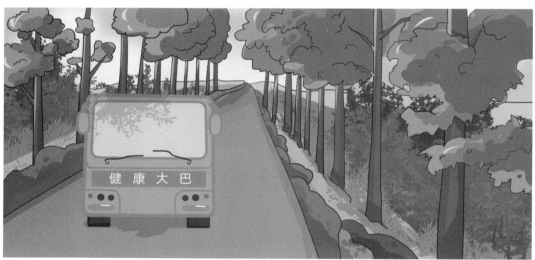

科普小知识

知识点 1 吸入装置的保存温度是如何要求的?

贮藏温度应低于30℃,不得冰冻,朝下直立存放,以便罐阀的尖端朝下,并且密闭保存,避免冷热。

知识点 2 吸入装置的放置环境是如何要求的?

单独放在干净清洁的空间,每次使用后都应该清洁吸入口,单独放置,保证和其他外界空间的分置隔离。

知识点 3 使用吸入制剂的注意事项有哪些?

建议每次使用前充分震摇使得药物分散完全以保证给药剂量的一致性和重复性。

(作者:夏雨　审核:封宇飞)

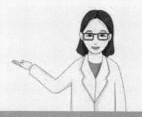

4 抗慢阻肺病的用药安全

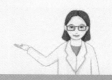

 正确认识ICS类药物引起的鹅口疮

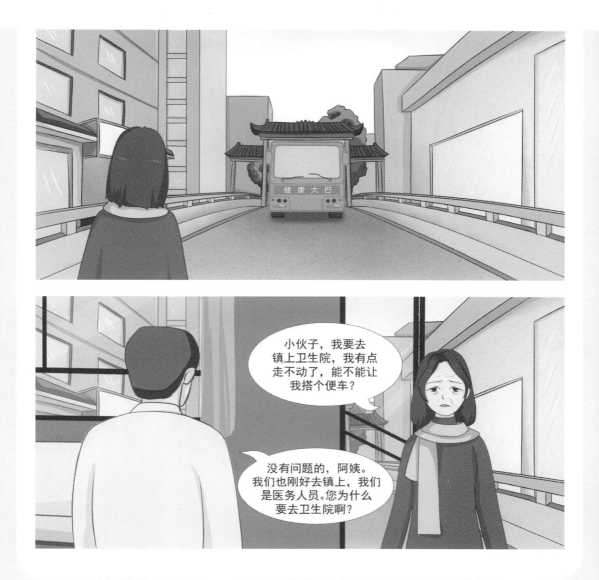

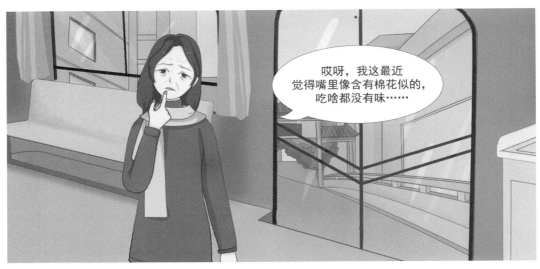

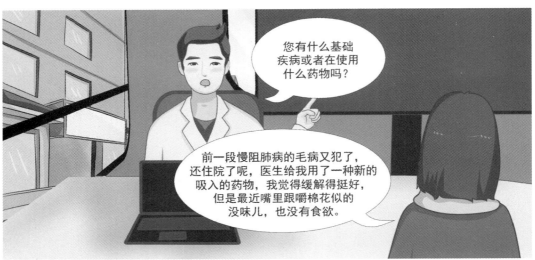

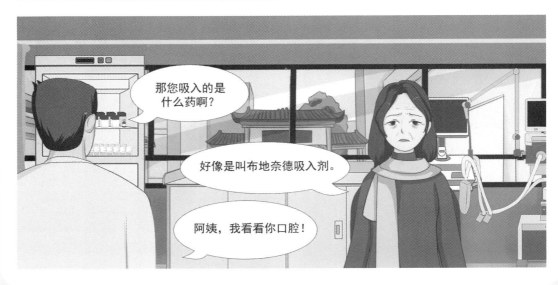

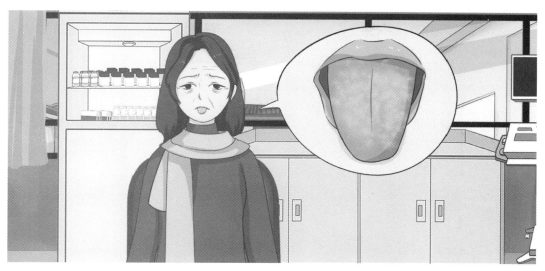

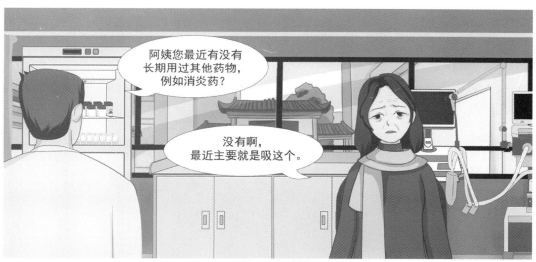

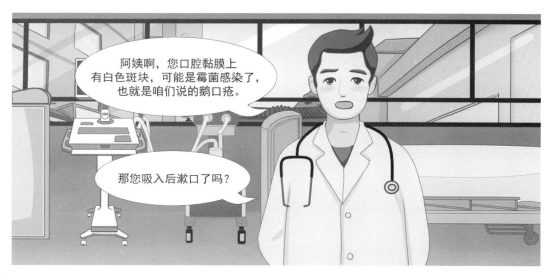

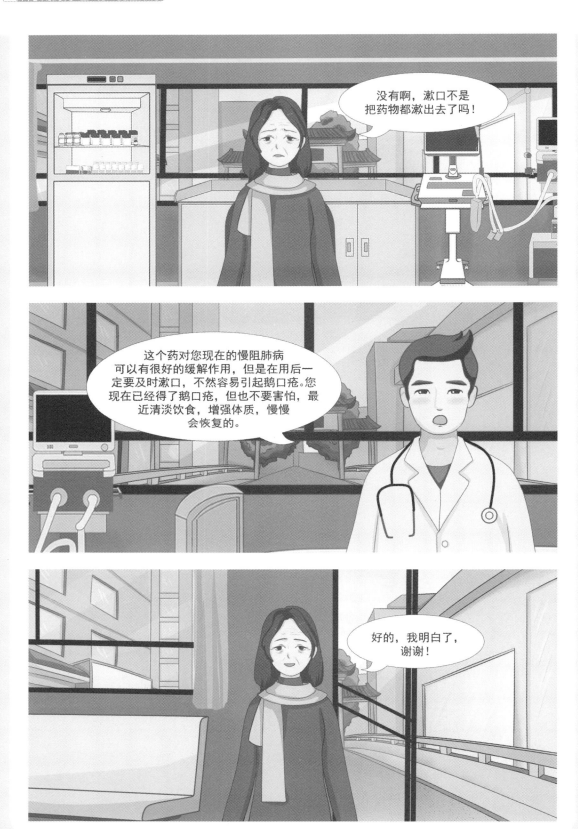

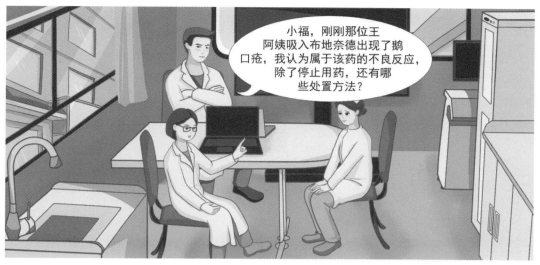

小福，刚刚那位王阿姨吸入布地奈德出现了鹅口疮，我认为属于该药的不良反应，除了停止用药，还有哪些处置方法？

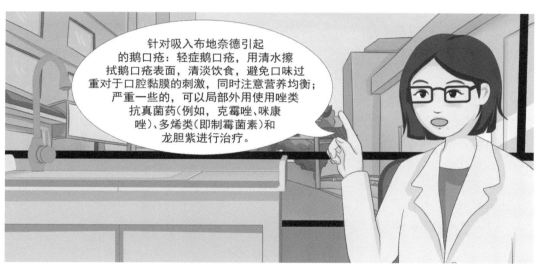

针对吸入布地奈德引起的鹅口疮：轻症鹅口疮，用清水擦拭鹅口疮表面，清淡饮食，避免口味过重对于口腔黏膜的刺激，同时注意营养均衡；严重一些的，可以局部外用使用唑类抗真菌药（例如，克霉唑、咪康唑）、多烯类（即制霉菌素）和龙胆紫进行治疗。

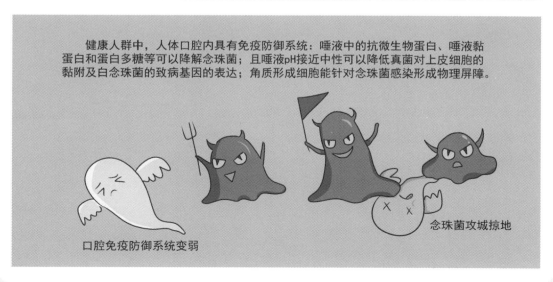

健康人群中，人体口腔内具有免疫防御系统：唾液中的抗微生物蛋白、唾液黏蛋白和蛋白多糖等可以降解念珠菌；且唾液pH接近中性可以降低真菌对上皮细胞的黏附及白念珠菌的致病基因的表达；角质形成细胞能针对念珠菌感染形成物理屏障。

口腔免疫防御系统变弱

念珠菌攻城掠地

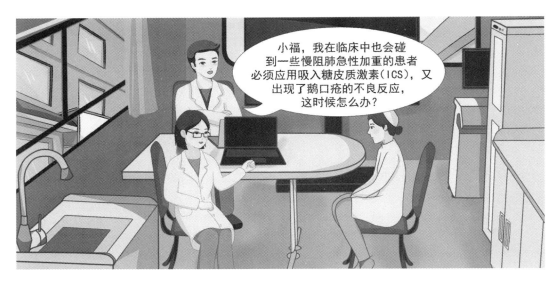

鹅口疮的发生与机体免疫力有关，正常情况下，人的口腔中都会有部分念珠菌的定植。但是感染需要一定条件，如果人体健康，免疫状态良好，且正规使用抗菌药和激素等药物时，健康人群的口腔环境是具备抗真菌属性的。不同吸入糖皮质激素口咽念珠菌感染的发生率也不同。

药物	口咽念珠菌感染
丙酸倍氯米松	> 75%
布地奈德	2% ~ 4%
丙酸氟替卡松	2% ~ 5%

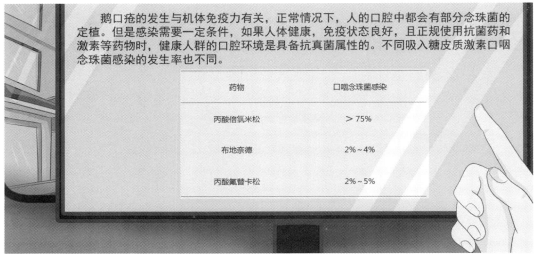

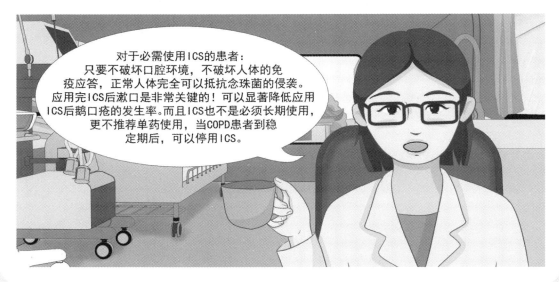

对于必需使用ICS的患者：只要不破坏口腔环境，不破坏人体的免疫应答，正常人体完全可以抵抗念珠菌的侵袭。应用完ICS后漱口是非常关键的！可以显著降低应用ICS后鹅口疮的发生率。而且ICS也不是必须长期使用，更不推荐单药使用，当COPD患者到稳定期后，可以停用ICS。

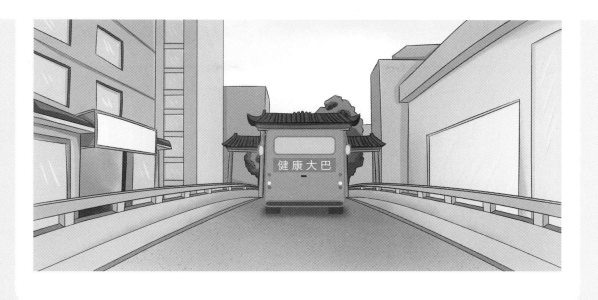

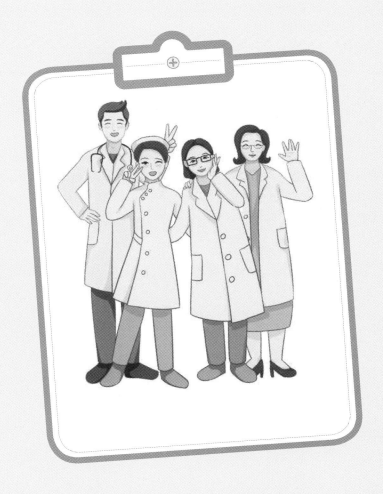

科普小知识

📑 知识点 1 鹅口疮的定义和病因分别是什么?

鹅口疮,即口咽念珠菌病。

鹅口疮常见病原体为白色念珠菌,假膜型是最常见的类型,且表现为位于颊黏膜、腭、舌或口咽部的白色斑块,很多口咽念珠菌病患者无症状。会出现的最常见症状是口腔内有含棉花感、味觉丧失,偶有进食和吞咽疼痛,还可引起口角炎。

📑 知识点 2 使用ICS类药物都会导致鹅口疮吗?

ICS类药物导致鹅口疮发生率一览表

药物	口咽念珠菌感染
丙酸倍氯米松	>75%
布地奈德	2%~4%
丙酸氟替卡松	2%~5%

📑 知识点 3 如果必须使用ICS类药物,该如何预防鹅口疮的发生?

改善口腔卫生,是预防口腔念珠菌病的重要措施。在使用所有类型的ICS类药物后用水漱口和漱咽喉,并吐出漱口水是有预防作用的。轻症鹅口疮,用清水擦拭鹅口疮表面,清淡饮食,避免口味过重对于口腔黏膜的刺激,同时注意营养均衡;免疫低下人群保证充分营养及水分摄入也相当重要。

(作者:王舒、刘晓东　审核:菅凌燕)

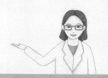

4.2 正确认识ICS类药物引起的声音嘶哑

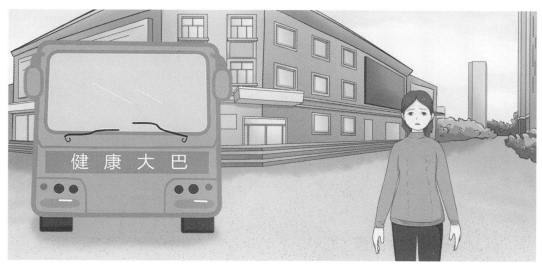

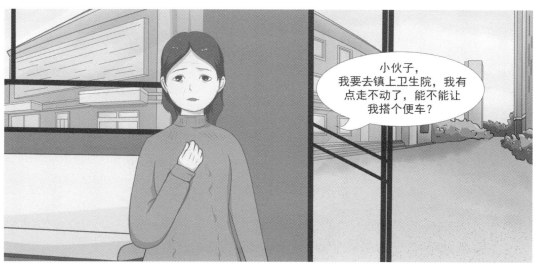

小伙子，我要去镇上卫生院，我有点走不动了，能不能让我搭个便车？

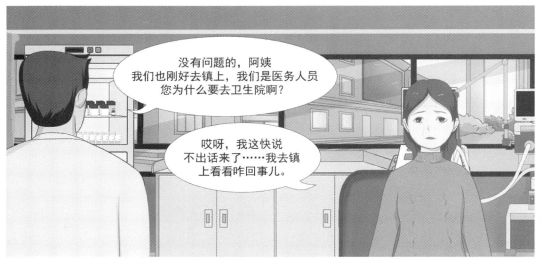

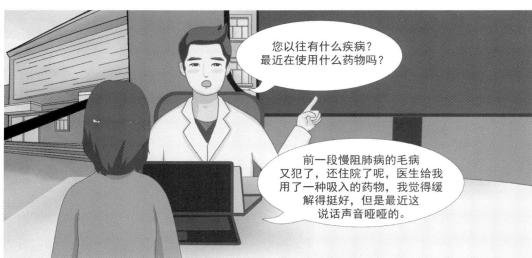

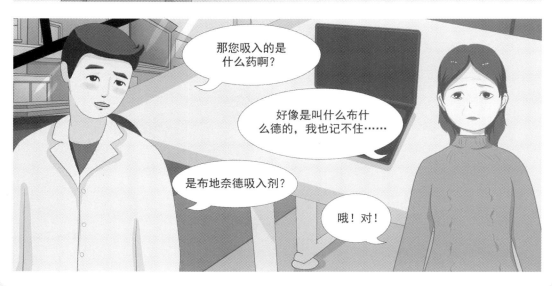

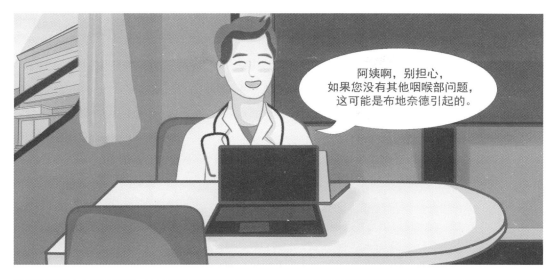

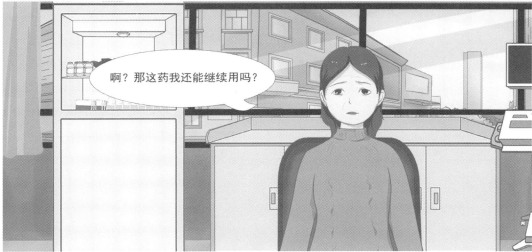

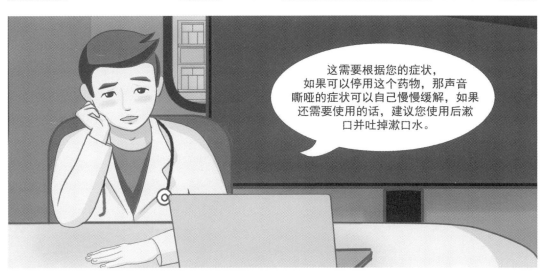

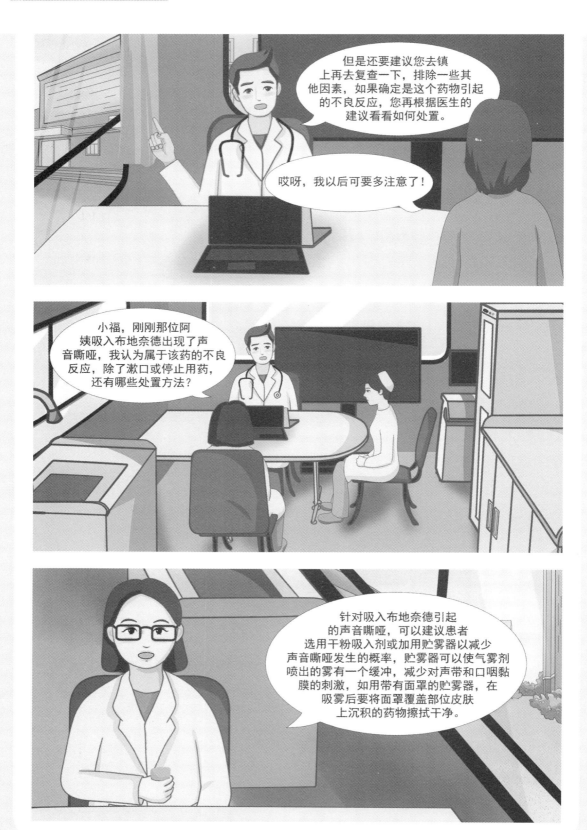

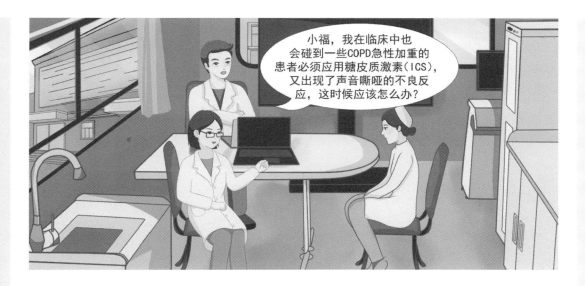

ICS类药物引起的声音嘶哑主要是由于ICS类药物吸入后局部沉积于口咽部和喉部，对口腔黏膜及声带刺激引起的喉部肌肉肌病，表现为声带内收时关闭不全或弓形弯曲。

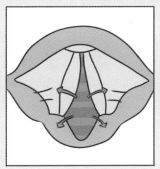 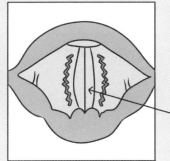

关闭不全或弓形弯曲引起声音嘶哑

大部分时候，停用ICS类药物后声音嘶哑是可逆的，但是对于仍必须使用ICS类药物的患者减少局部沉积是关键，在用完ICS类药物后及时漱口漱喉并将漱口水吐掉是一种有效方式。

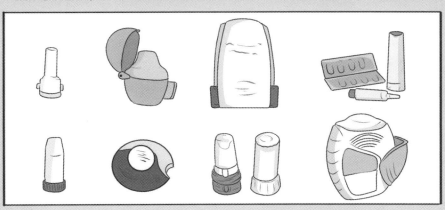

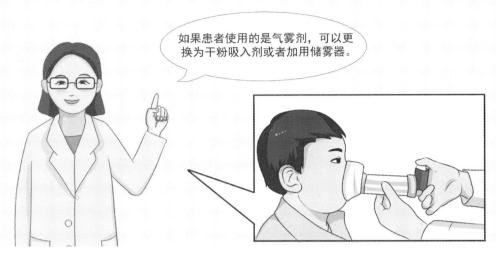

如果患者使用的是气雾剂，可以更换为干粉吸入剂或者加用储雾器。

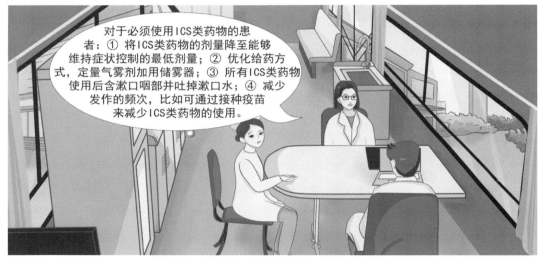

对于必须使用ICS类药物的患者：① 将ICS类药物的剂量降至能够维持症状控制的最低剂量；② 优化给药方式，定量气雾剂加用储雾器；③ 所有ICS类药物使用后含漱口咽部并吐掉漱口水；④ 减少发作的频次，比如可通过接种疫苗来减少ICS类药物的使用。

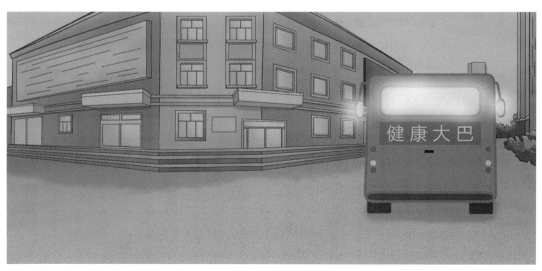

科普小知识

知识点 1 使用ICS类药物导致声音嘶哑的原因是什么?

"声音嘶哑"是一个用于描述任何音质发生改变的术语。声音嘶哑是使用吸入性糖皮质激素(ICS)类药物的患者中一种常见主诉。吸入ICS类药物所致的声音嘶哑主要由于ICS类药物吸入后局部沉积于口咽部和喉部,对口腔黏膜及声带刺激引起的喉部肌肉肌病,表现为声带内收时关闭不全或弓形弯曲。

知识点 2 使用ICS类药物都会发生声音嘶哑吗?

吸入ICS类药物局部沉积于口咽部及喉部,均可能出现声音嘶哑,发生率为5%～50%,与患者对吸入装置的操作情况和吸入装置有关。其中使用定量吸入装置(MDI)更易发生该不良反应。高剂量应用ICS类药物或女性患者发生声音嘶哑的较多。

知识点 3 如果必需使用ICS类药物,如何预防声音嘶哑的发生?

(1) 将ICS的剂量降至能够维持症状控制的最低剂量。
(2) 优化给药方式,定量气雾剂加用储雾器。
(3) 所有ICS类药物使用后含漱口咽部并吐掉漱口水。
(4) 减少发作的频次,比如可通过接种疫苗来减少ICS类药物的使用。

(作者:王舒、刘晓东　审核:菅凌燕)

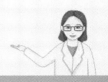

4.3 正确认识沙丁胺醇引起的心动过速

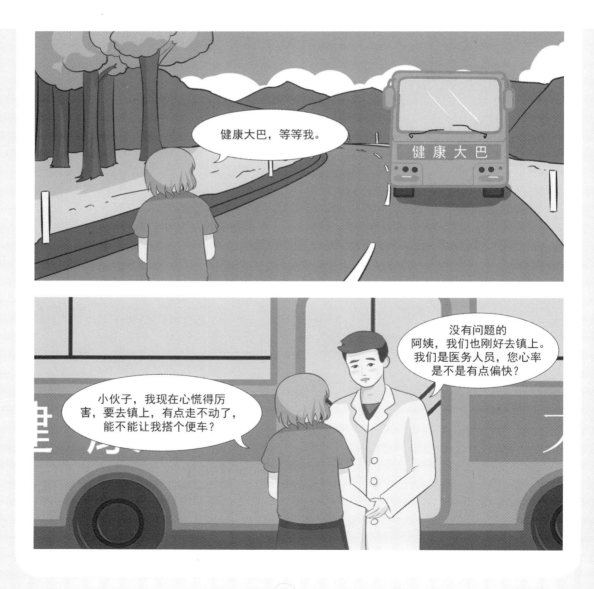

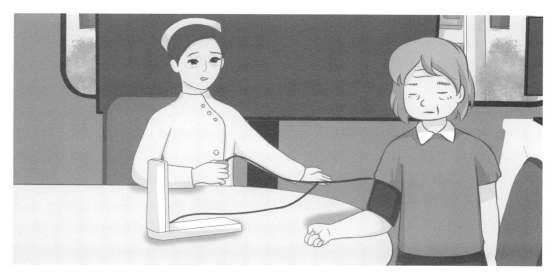

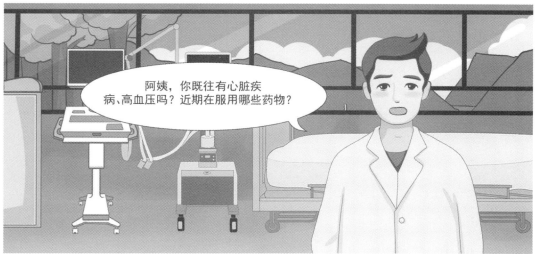

阿姨，你既往有心脏疾病、高血压吗？近期在服用哪些药物？

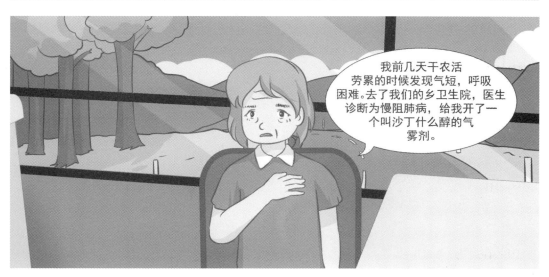

我前几天干农活劳累的时候发现气短，呼吸困难。去了我们的乡卫生院，医生诊断为慢阻肺病，给我开了一个叫沙丁什么醇的气雾剂。

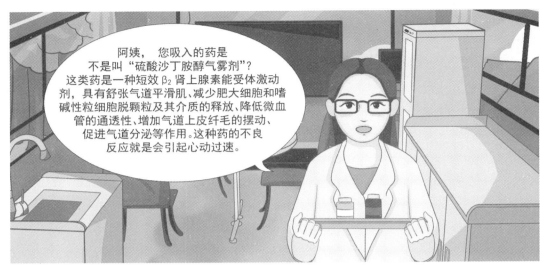

阿姨，您吸入的药是不是叫"硫酸沙丁胺醇气雾剂"？这类药是一种短效β₂肾上腺素能受体激动剂，具有舒张气道平滑肌、减少肥大细胞和嗜碱性粒细胞脱颗粒及其介质的释放、降低微血管的通透性、增加气道上皮纤毛的摆动、促进气道分泌等作用。这种药的不良反应就是会引起心动过速。

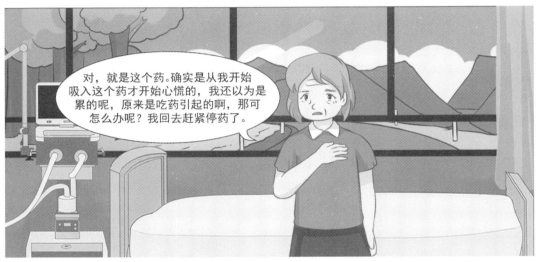

对，就是这个药。确实是从我开始吸入这个药才开始心慌的，我还以为是累的呢，原来是吃药引起的啊，那可怎么办呢？我回去赶紧停药了。

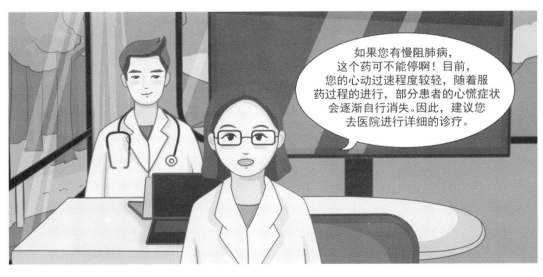

如果您有慢阻肺病，这个药可不能停啊！目前，您的心动过速程度较轻，随着服药过程的进行，部分患者的心慌症状会逐渐自行消失。因此，建议您去医院进行详细的诊疗。

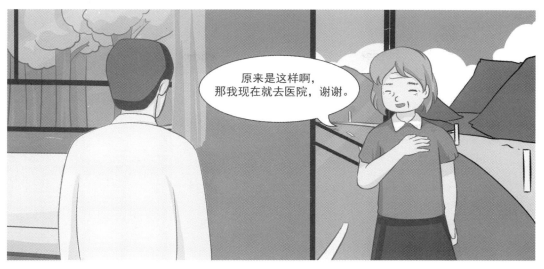

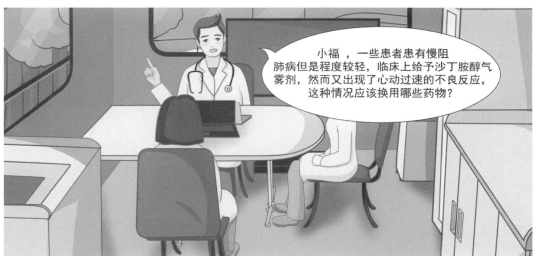

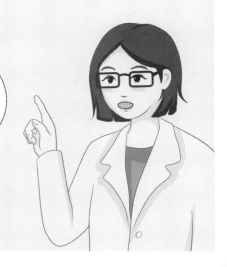

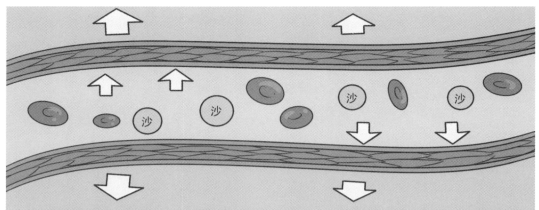

沙丁胺醇是 β₂ 受体激动剂，主要激动 β₂ 受体，但对 β₁ 受体也有较弱的激动作用。由于外周血管有 β₂ 受体，所以沙丁胺醇还会引起血管平滑肌舒张，血管可能稍微扩张，血压稍微下降，这可反射性引起心率加快，而同时激动 β₁ 受体本身就会引起心率加快。所以心悸是比较常见的不良反应。

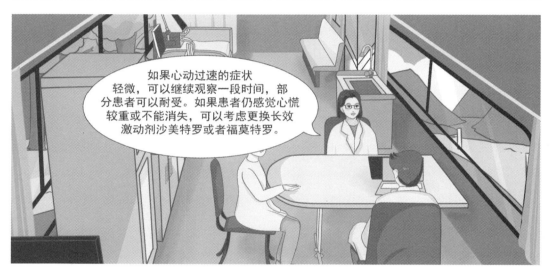

如果心动过速的症状轻微，可以继续观察一段时间，部分患者可以耐受。如果患者仍感觉心慌较重或不能消失，可以考虑更换长效激动剂沙美特罗或者福莫特罗。

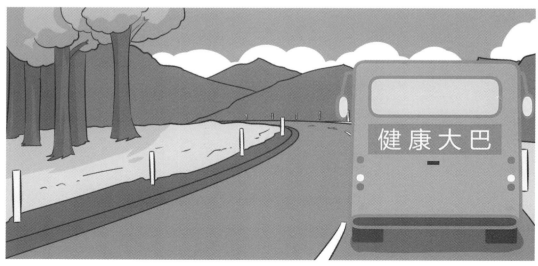

科普小知识

📑 知识点 1 使用 β₂ 受体激动剂常见不良反应有哪些?

常见不良反应为心动过速。发生原理:外周小动脉的扩张会引起血压的略微降低;这可能会引起代偿性心输出量增加,一些患者会发生心动过速。

β_2 受体主要分布在平滑肌上,如血管平滑肌、消化管平滑肌、支气管平滑肌等,该受体激动后可引起平滑肌舒张,沙丁胺醇是激动 β 受体,主要作用位点是 β_2 受体,但对 β_1 受体也有较弱的激动作用(心脏)。由于外周血管有 β_2 受体,所以沙丁胺醇还会引起血管平滑肌舒张,血管可能稍微扩张,血压稍微下降,这可反射性引起心率加快。而同时激动 β_1 受体的话本身就会引起心率加快。血压会波动。所以心悸是比较常见的不良反应。

沙丁胺醇一般心动过速的副作用无需特殊处理,停药后慢慢缓解。

📑 知识点 2 慢阻肺病合并心血管疾病的患者如何选择药物?

有几类人群是不能使用 β_2 受体激动剂的,如治疗心绞痛或心肌梗死,应该选用高选择性的 β_1 受体阻滞剂,如治疗合并不稳定心绞痛,应避免使用高剂量的 β_2 受体激动剂;慢阻肺病患者心房颤动的治疗应优先应用高选择性 β_1 受体阻滞剂,同时亦应遵循慢阻肺病的治疗常规,但起始应用大剂量的 β_2 受体激动剂治疗时应监测心室率等心脏指标。

(作者:王舒、刘晓东　审核:菅凌燕)

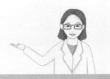

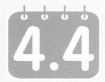 # 正确认识特布他林引起的肌肉震颤

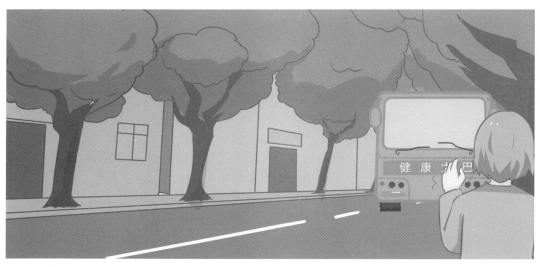

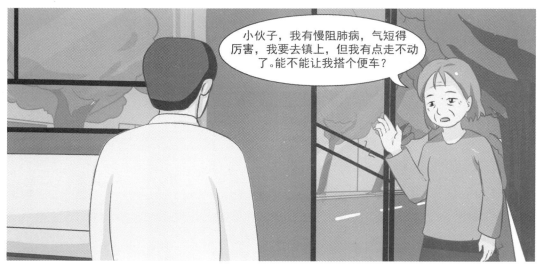

小伙子，我有慢阻肺病，气短得厉害，我要去镇上，但我有点走不动了。能不能让我搭个便车？

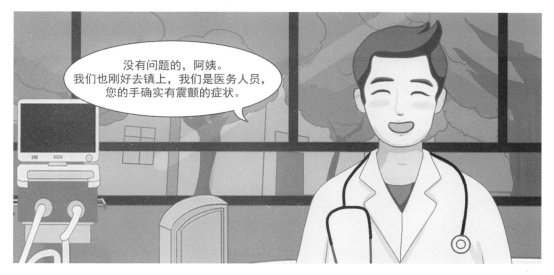

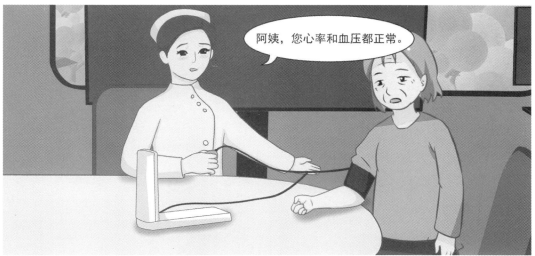

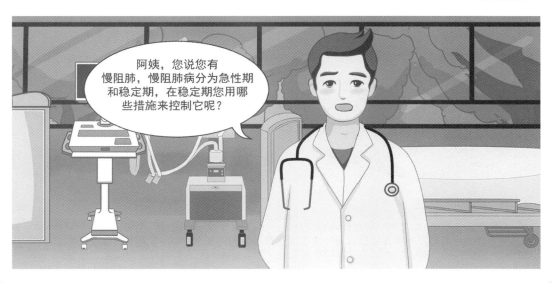

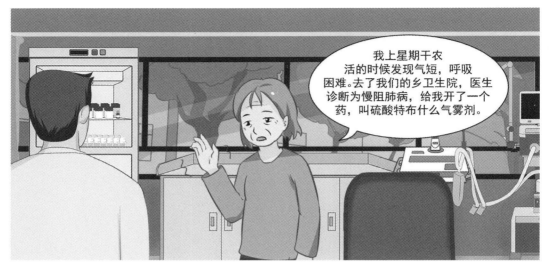

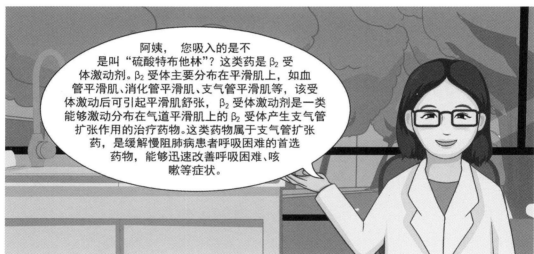

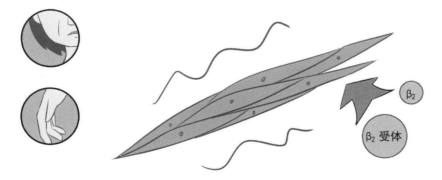

特布他林不良反应：肌肉震颤。

原理：β₂ 受体激动剂能激动骨骼肌慢收缩纤维的 β₂ 受体，引起肌肉震颤，好发于四肢和面颈部，轻微手颤等反应常在用药过程中逐渐减轻直至消失，可不影响继续用药，重者影响生活和工作。β₂ 受体激动剂引起的肌肉震颤和剂量相关，剂量越大，肌肉震颤发生的概率也就越大。

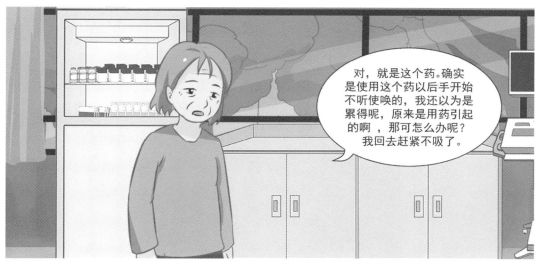

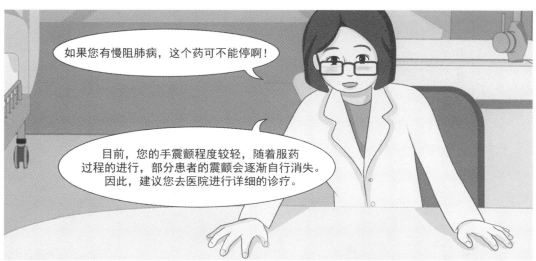

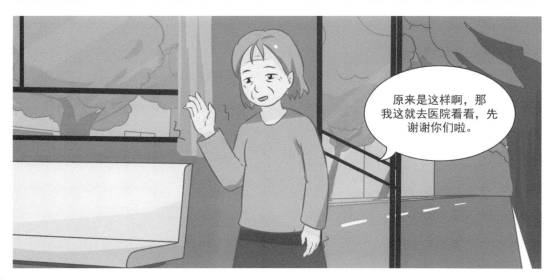

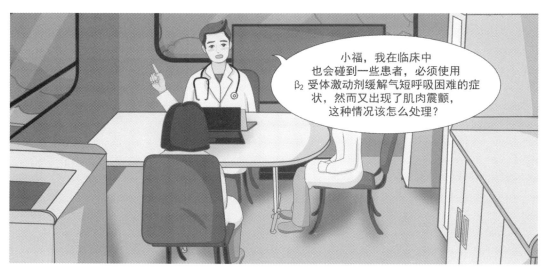

小福，我在临床中也会碰到一些患者，必须使用 β₂ 受体激动剂缓解气短呼吸困难的症状，然而又出现了肌肉震颤，这种情况该怎么处理？

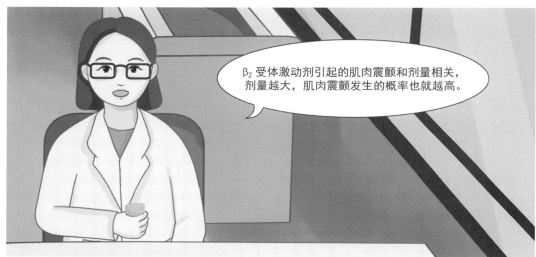

β₂ 受体激动剂引起的肌肉震颤和剂量相关，剂量越大，肌肉震颤发生的概率也就越高。

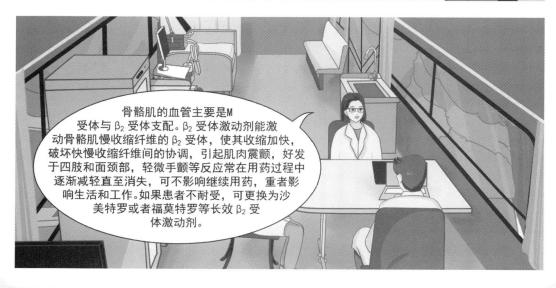

骨骼肌的血管主要是 M 受体与 β₂ 受体支配。β₂ 受体激动剂能激动骨骼肌慢收缩纤维的 β₂ 受体，使其收缩加快，破坏快慢收缩纤维间的协调，引起肌肉震颤，好发于四肢和面颈部，轻微手颤等反应常在用药过程中逐渐减轻直至消失，可不影响继续用药，重者影响生活和工作。如果患者不耐受，可更换为沙美特罗或者福莫特罗等长效 β₂ 受体激动剂。

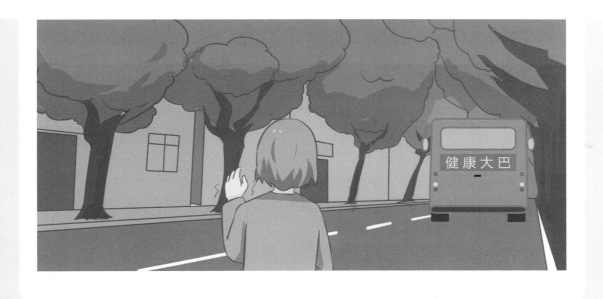

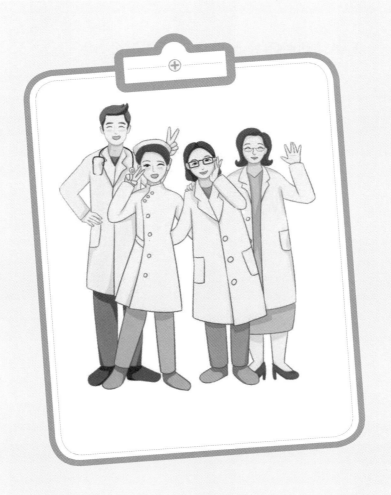

科普小知识

知识点 1 使用特布他林常见的不良反应有哪些？

不良反应的程度和剂量相关，一般在用药1～2周后逐渐消退。常见的不良反应为头痛，心悸、心动过速以及震颤和肌肉痉挛等。

知识点 2 β_2受体激动剂发生作用的原理是什么？

骨骼肌的血管主要是M受体与β_2受体支配。β_2受体激动剂能激动骨骼肌慢收缩纤维的受体，使其收缩加快，破坏快慢收缩纤维间的协调，引起肌肉震颤，好发于四肢和面颈部，轻微手颤等反应常在用药过程中逐渐减轻直至消失，可不影响继续用药，重者影响生活和工作。

知识点 3 如果必须使用 β_2受体激动剂该怎么办？

吸入β_2受体激动剂的不良反应远低于口服剂型。

（作者：王舒、刘晓东　审核：菅凌燕）

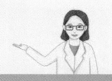

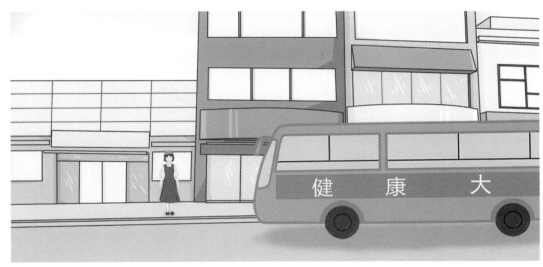

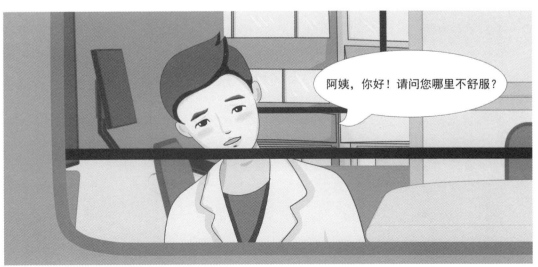

阿姨，你好！请问您哪里不舒服？

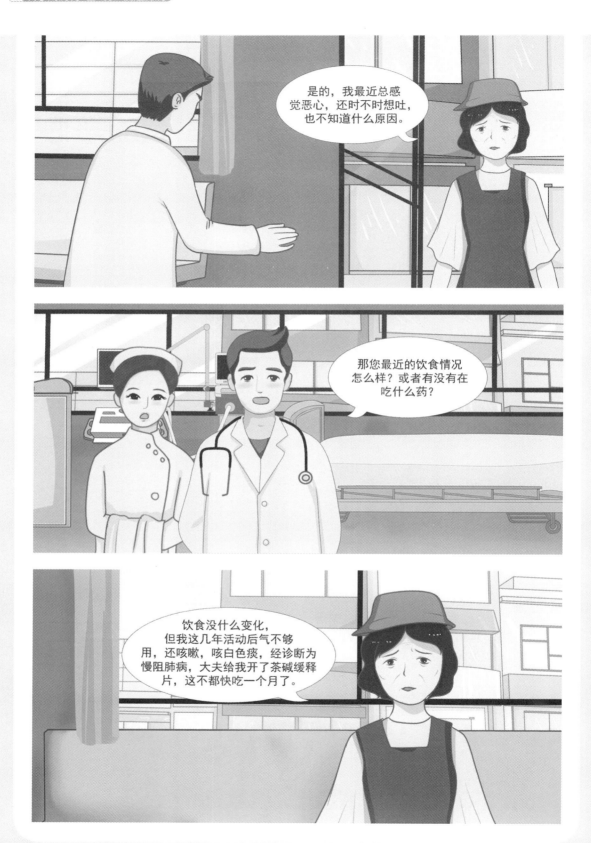

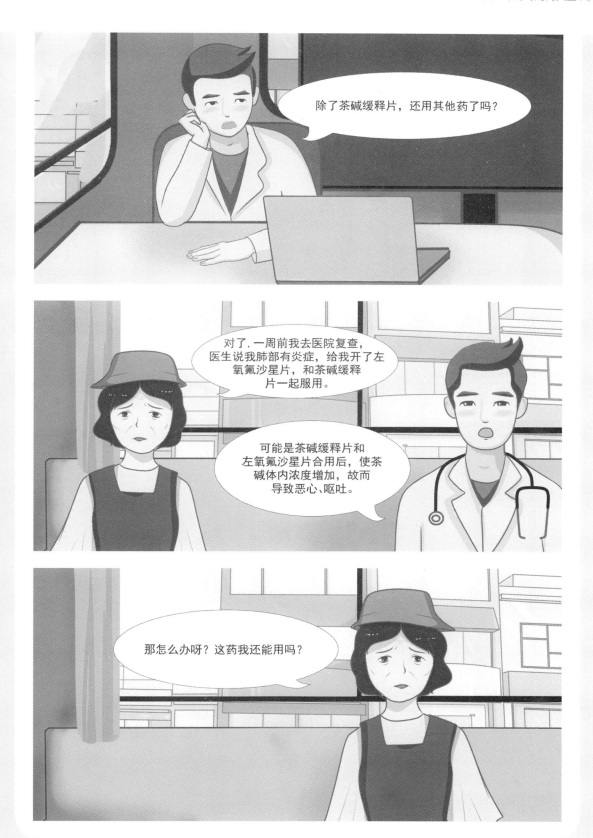

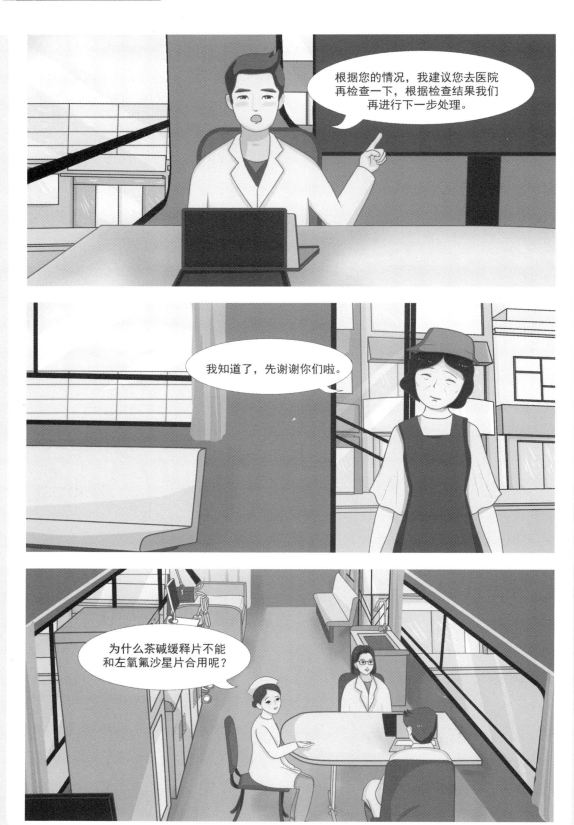

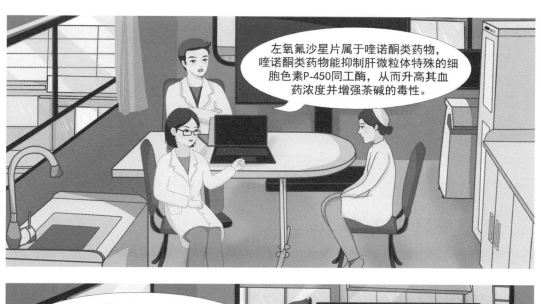

左氧氟沙星片属于喹诺酮类药物，喹诺酮类药物能抑制肝微粒体特殊的细胞色素P-450同工酶，从而升高其血药浓度并增强茶碱的毒性。

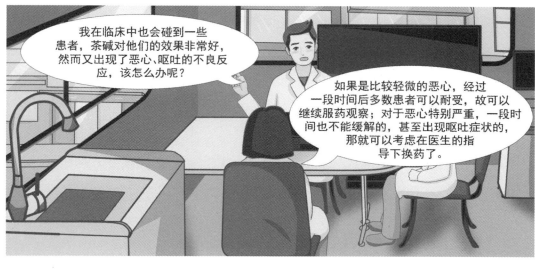

我在临床中也会碰到一些患者，茶碱对他们的效果非常好，然而又出现了恶心、呕吐的不良反应，该怎么办呢？

如果是比较轻微的恶心，经过一段时间后多数患者可以耐受，故可以继续服药观察；对于恶心特别严重，一段时间也不能缓解的，甚至出现呕吐症状的，那就可以考虑在医生的指导下换药了。

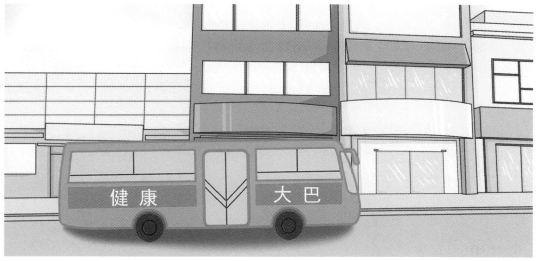

科普小知识

知识点 1　茶碱类药物的作用有哪些?

茶碱类药物对呼吸道平滑肌有直接松弛作用,主要是通过抑制磷酸二酯酶,使细胞内环磷酸腺苷(cAMP)含量提高所致。此外,茶碱是嘌呤受体阻滞剂,能对抗腺嘌呤等对呼吸道的收缩作用,能增强膈肌收缩力,尤其在膈肌收缩无力时作用更显著。

知识点 2　茶碱的血药浓度正常值为多少?

不良反应与个体对茶碱清除速率的快慢有关,正常血药浓度为 $5\sim20\ \mu g/L$,超过 $20\ \mu g/L$ 易导致中毒情况发生。

知识点 3　服用哪些药物和茶碱会发生相互作用?

(1)地尔硫草、维拉帕米可干扰茶碱在肝内的代谢,与本品合用,将增加茶碱的血药浓度和毒性。

(2)西咪替丁可降低本品肝清除率,合用时可增加茶碱的血清浓度和毒性。

(3)某些抗菌药物,如大环内酯类的红霉素、罗红霉素、克拉霉素、氟喹诺酮类的依诺沙星、环丙沙星、氧氟沙星、左氧氟沙星、克林霉素、林可霉素等可降低茶碱清除率,增高其血药浓度,尤以红霉素和依诺沙星为著,当茶碱与上述药物伍用时,应适当减量。

(4)苯巴比妥、苯妥英、利福平可诱导肝药酶,加快茶碱的肝清除率;茶碱也会干扰苯妥英的吸收,两者血浆中浓度均下降,合用时应调整剂量。

(5)与锂盐合用,可使锂的肾排泄增加,影响锂盐的作用。

(6)与美西律合用,可减低茶碱清除率,增加血浆中茶碱浓度,需调整剂量。

(7)与咖啡因或其他黄嘌呤类药并用,可增加其作用和毒性。

(作者:王舒、刘晓东　审核:菅凌燕)

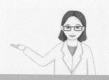

4.6 正确认识茶碱引起的失眠

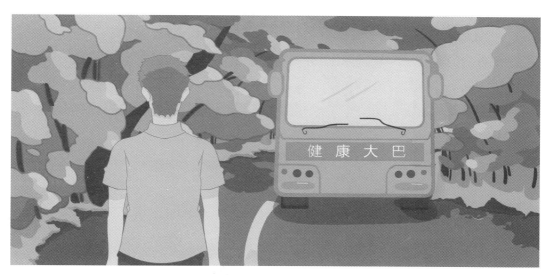

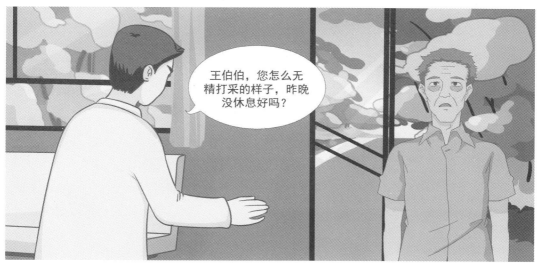

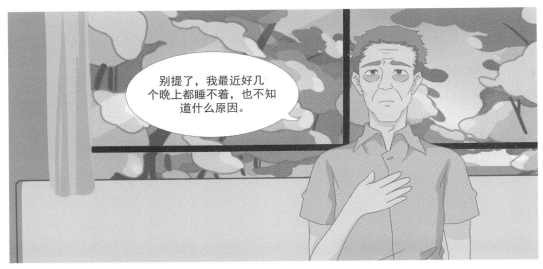

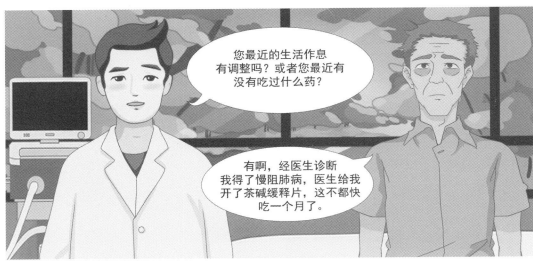

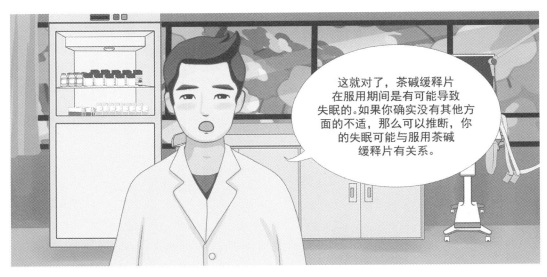

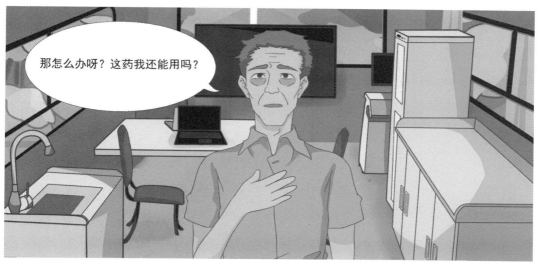

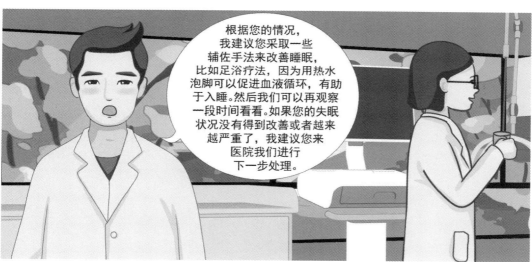

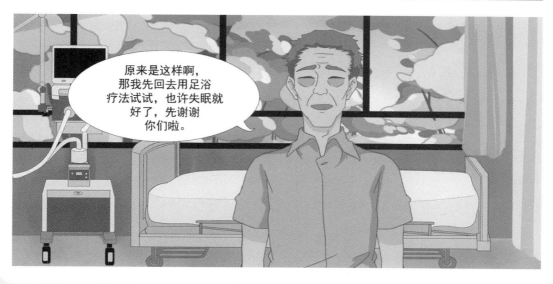

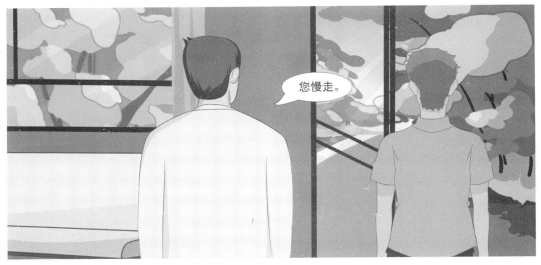

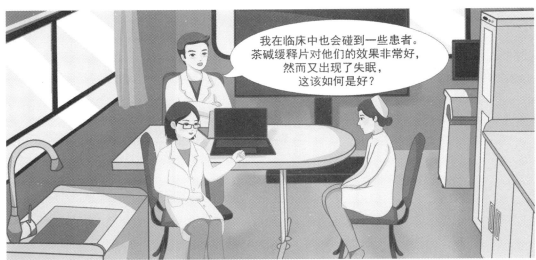

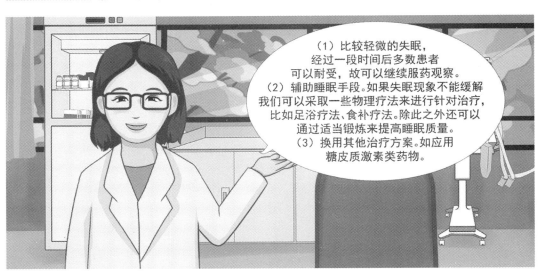

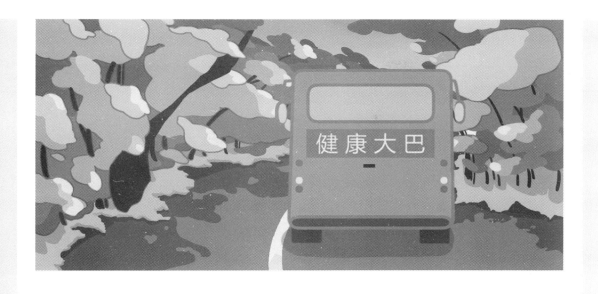

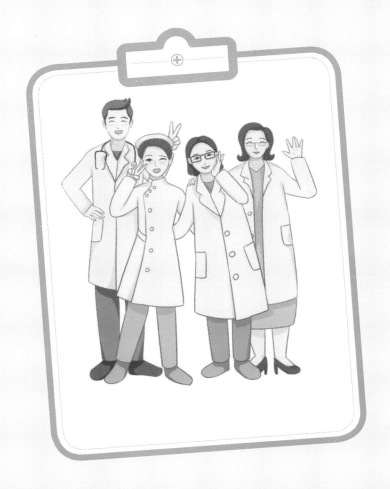

科普小知识

📑 知识点 1 失眠的诊断标准是什么?

① 入睡困难,入睡时间超过 30 min;② 睡眠质量下降,睡眠维持障碍,整夜觉醒次数≥2次,早醒,睡眠质量下降;③ 总睡眠时间减少,通常少于 6 h。

在上述症状基础上同时伴有日间功能障碍。睡眠相关的日间功能损害包括:① 疲劳或全身不适;② 注意力、注意维持能力或记忆力减退;③ 学习、工作和社交能力下降;④ 情绪波动或易激惹;⑤日间思睡;⑥ 兴趣、精力减退;⑦ 工作或驾驶过程中错误倾向增加;⑧ 紧张、头痛、头晕,或与睡眠缺失有关的其他躯体症状;⑨ 对睡眠过度关注。

📑 知识点 2 失眠如何根据病程分类?

① 急性失眠,病程≥1个月;② 亚急性失眠,病程≥1个月,<6个月;③ 慢性失眠,病程≥6个月。

📑 知识点 3 肝药酶抑制剂与茶碱类药物间的相互作用如何?

肝药酶抑制剂通过肝脏药物代谢酶系统中的细胞色素 P-450 酶类代谢,所以凡影响肝代谢酶 P-450 的药物均会影响茶碱类药物的代谢,导致血药浓度增加或减少。如喹诺酮类的左氧氟沙星片、大环内酯类的红霉素等。

(作者:王舒、刘晓东　审核:菅凌燕)

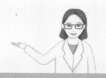

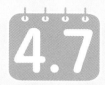 # 正确认识氯化铵引起的
恶心、呕吐

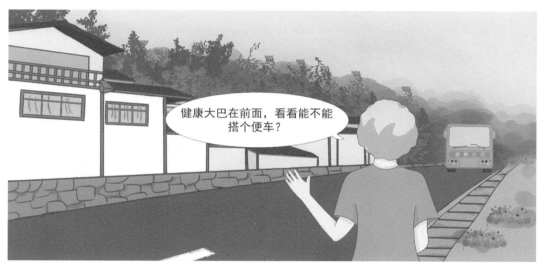

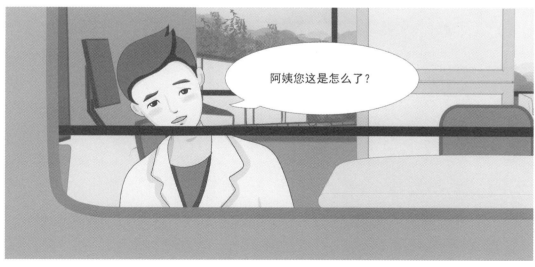

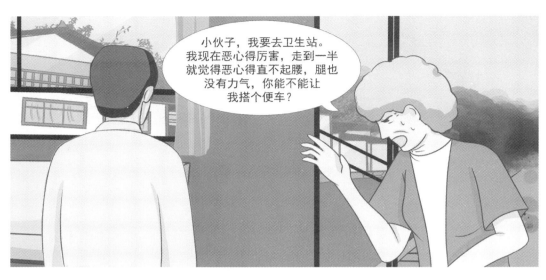

小伙子，我要去卫生站。我现在恶心得厉害，走到一半就觉得恶心得直不起腰，腿也没有力气，你能不能让我搭个便车？

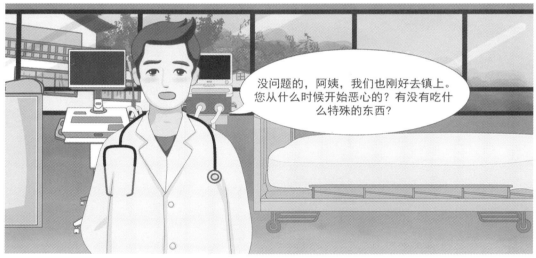

没问题的，阿姨，我们也刚好去镇上。您从什么时候开始恶心的？有没有吃什么特殊的东西？

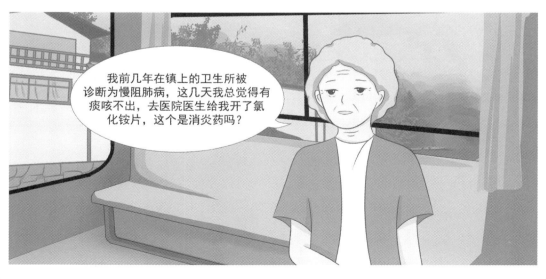

我前几年在镇上的卫生所被诊断为慢阻肺病，这几天我总觉得有痰咳不出，去医院医生给我开了氯化铵片，这个是消炎药吗？

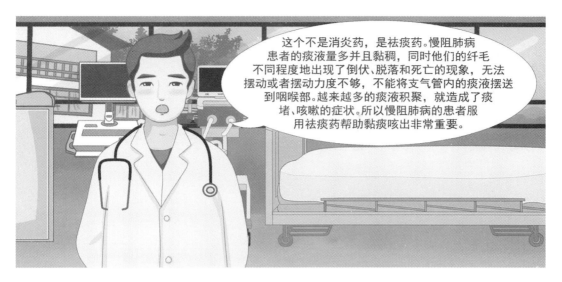

这个不是消炎药，是祛痰药。慢阻肺病患者的痰液量多并且黏稠，同时他们的纤毛不同程度地出现了倒伏、脱落和死亡的现象，无法摆动或者摆动力度不够，不能将支气管内的痰液摆送到咽喉部。越来越多的痰液积聚，就造成了痰堵、咳嗽的症状。所以慢阻肺病的患者服用祛痰药帮助黏痰咳出非常重要。

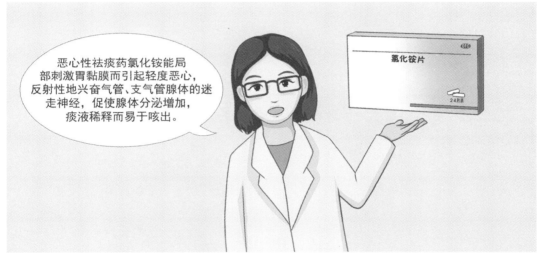

恶心性祛痰药氯化铵能局部刺激胃黏膜而引起轻度恶心，反射性地兴奋气管、支气管腺体的迷走神经，促使腺体分泌增加，痰液稀释而易于咳出。

氯化铵片

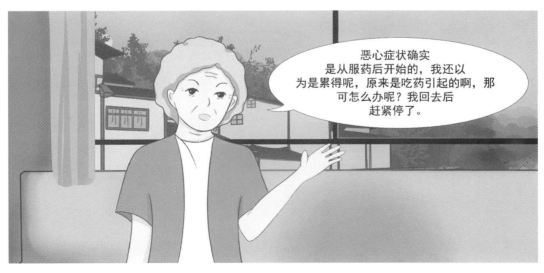

恶心症状确实是从服药后开始的，我还以为是累得呢，原来是吃药引起的啊，那可怎么办呢？我回去后赶紧停了。

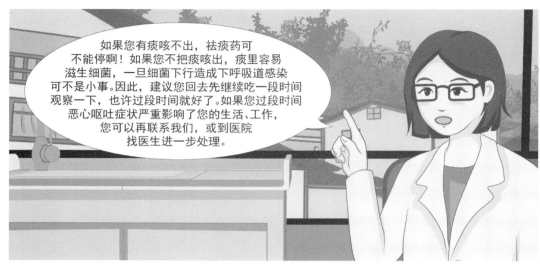

如果您有痰咳不出，祛痰药可不能停啊！如果您不把痰咳出，痰里容易滋生细菌，一旦细菌下行造成下呼吸道感染可不是小事。因此，建议您回去先继续吃一段时间观察一下，也许过段时间就好了。如果您过段时间恶心呕吐症状严重影响了您的生活、工作，您可以再联系我们，或到医院找医生进一步处理。

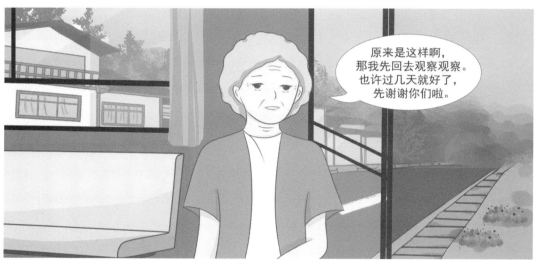

原来是这样啊，那我先回去观察观察。也许过几天就好了，先谢谢你们啦。

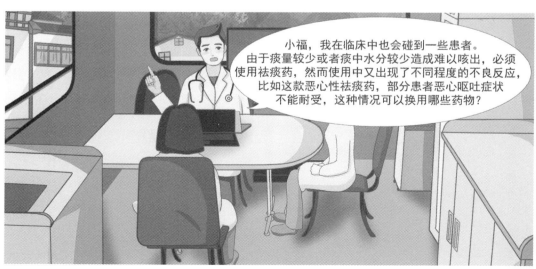

小福，我在临床中也会碰到一些患者。由于痰量较少或者痰中水分较少造成难以咳出，必须使用祛痰药，然而使用中又出现了不同程度的不良反应，比如这款恶心性祛痰药，部分患者恶心呕吐症状不能耐受，这种情况可以换用哪些药物？

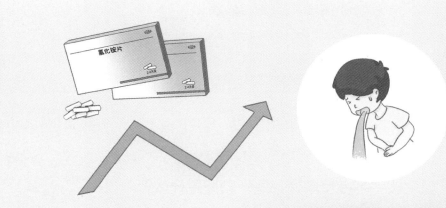

恶心性祛痰药引起的恶心呕吐症状和剂量相关，剂量越大，恶心呕吐发生的概率也就越大。

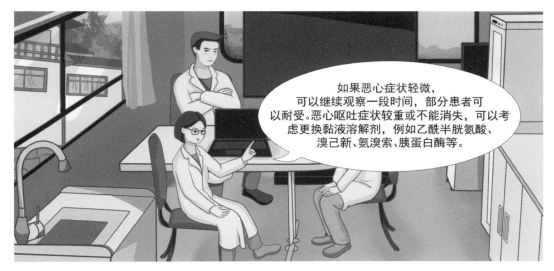

如果恶心症状轻微，可以继续观察一段时间，部分患者可以耐受。恶心呕吐症状较重或不能消失，可以考虑更换黏液溶解剂，例如乙酰半胱氨酸、溴己新、氨溴索、胰蛋白酶等。

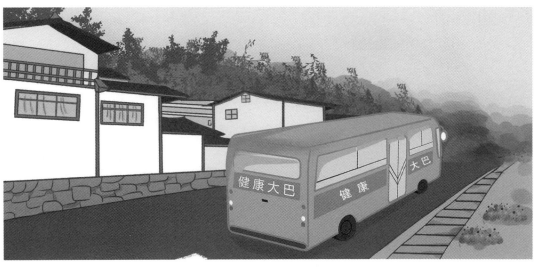

科普小知识

知识点 1　氯化铵的药理作用是什么？

主要对黏膜进行化学性刺激,反射性地增加痰量,使痰液易于排出,有利于不易咳出的黏痰的清除。

知识点 2　氯化铵的不良反应有哪些？原理是什么？

（1）不良反应:恶心、呕吐。

（2）原理:恶心性祛痰药氯化铵能局部刺激胃黏膜而引起轻度恶心,反射性地兴奋气管、支气管腺体的迷走神经,促使腺体分泌增加,痰液稀释而易于咳出。口服刺激胃黏膜迷走神经末梢,兴奋延脑呕吐中枢,造成轻度恶心,反射性地引起支气管腺体分泌增加,使痰液变稀,易于咳出。

如患者不能耐受不良反应,可换为黏液溶解剂,如乙酰半胱氨酸、氨溴索等。

（作者:王舒、刘晓东　审核:菅凌燕）

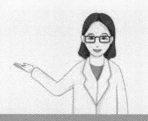

5 抗慢阻肺病生活知识

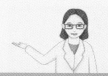

5.1 正确管理慢阻肺病

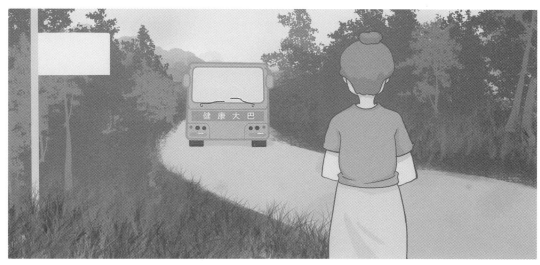

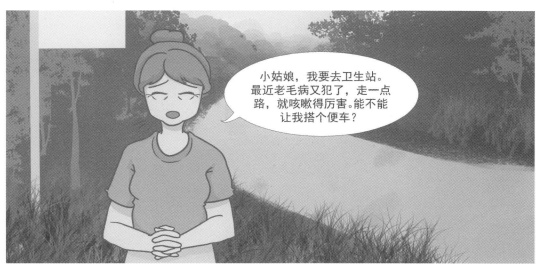

小姑娘，我要去卫生站。最近老毛病又犯了，走一点路，就咳嗽得厉害。能不能让我搭个便车？

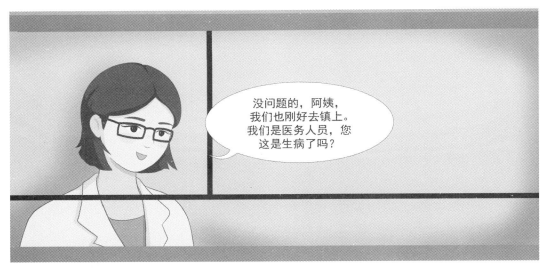

没问题的，阿姨，我们也刚好去镇上。我们是医务人员，您这是生病了吗？

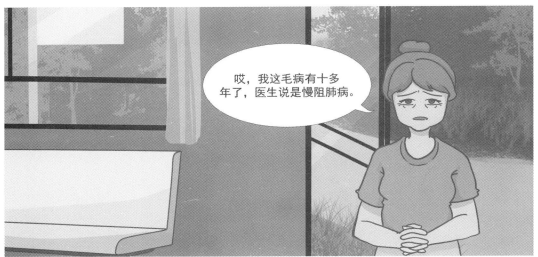

哎，我这毛病有十多年了，医生说是慢阻肺病。

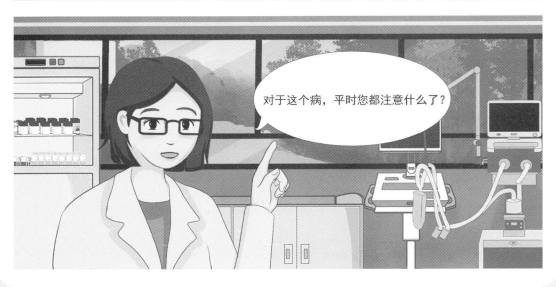

对于这个病，平时您都注意什么了？

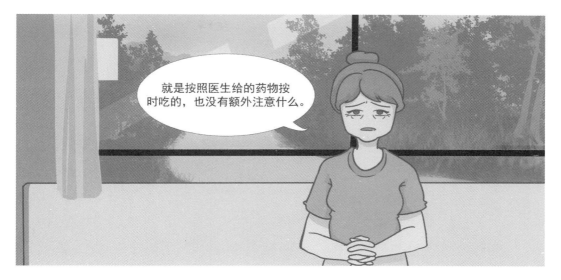

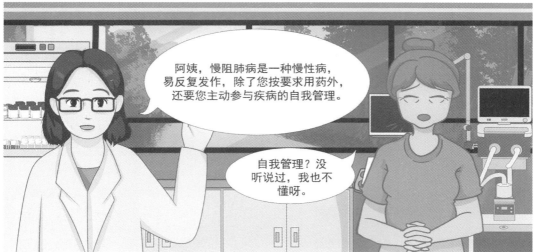

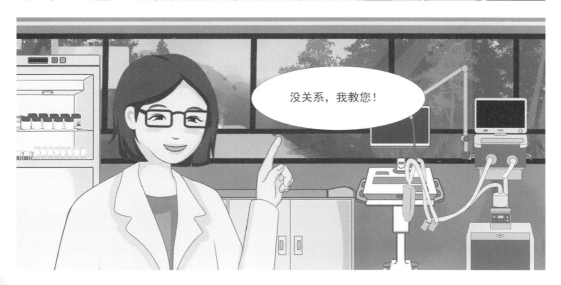

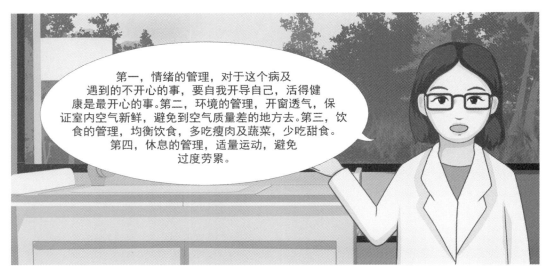

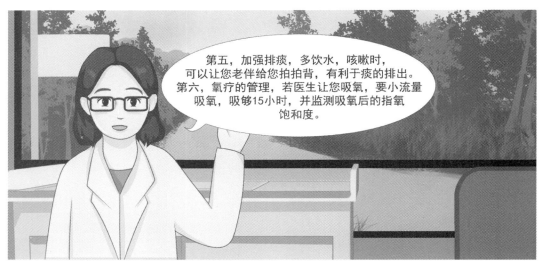

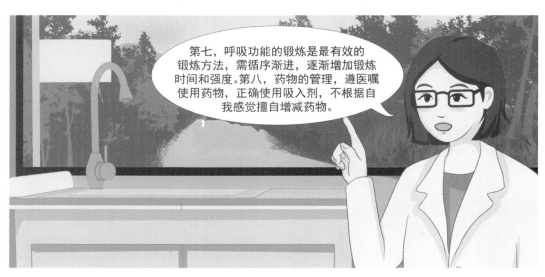

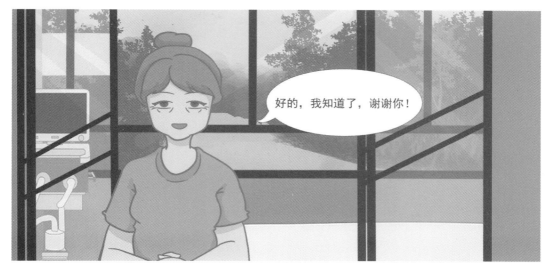

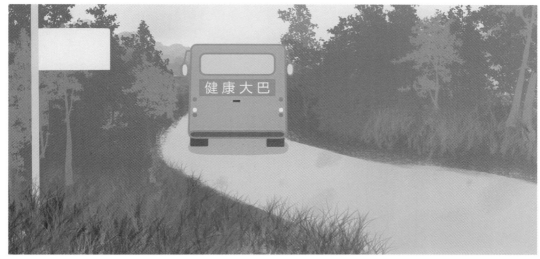

科普小知识

知识点 1 慢阻肺病患者为什么要进行自我管理?

慢阻肺病患者应主动参与疾病的管理,有效的自我管理不仅可以使患者监测自己的病情,维护生活质量的满意度,还可以对其行为和情绪进行调节,从而控制疾病的发展、提高生活质量。

知识点 2 慢阻肺病患者如何进行自我管理?

① 正确认识疾病,管理好自己的情绪;② 主动戒烟,避免被动吸烟,脱离空气污染的环境;③ 加强营养,避免摄入过多的碳水化合物;④ 合理规划自己的作息时间,避免劳累;⑤ 加强排痰,保持气道通畅;⑥ 长期低流量氧疗;⑦ 加强呼吸功能锻炼;⑧ 按照医嘱使用药物,不随便增减药物,掌握正确的吸入剂使用方法。

知识点 3 自我管理中如何开展效果评估?

每隔一段时间填写自我管理量表,记录每项自我管理情况及临床症状控制情况和急性发作的次数,计划下阶段需要加强的自我管理项目,并定期进行慢阻肺病门诊随访,评估自我管理效果。

(作者:蒲文　审核:杨建华)

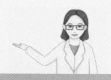

5.2 慢阻肺病患者的自我监测

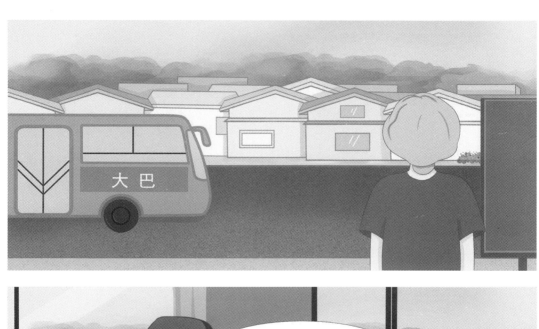

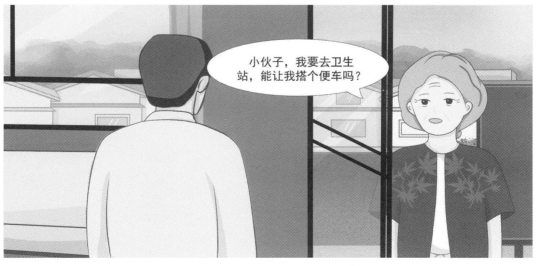

小伙子，我要去卫生站，能让我搭个便车吗？

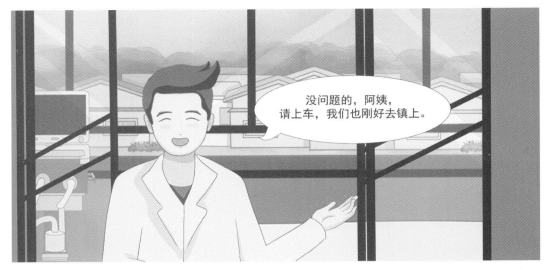

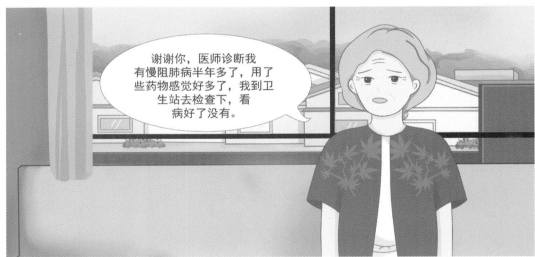

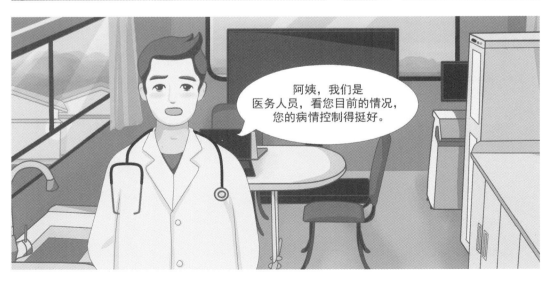

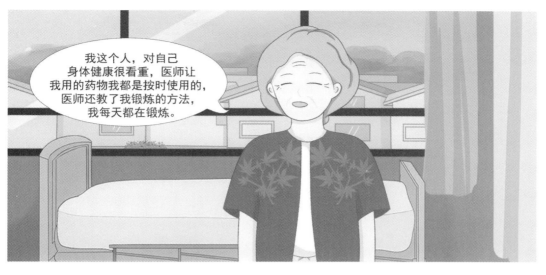

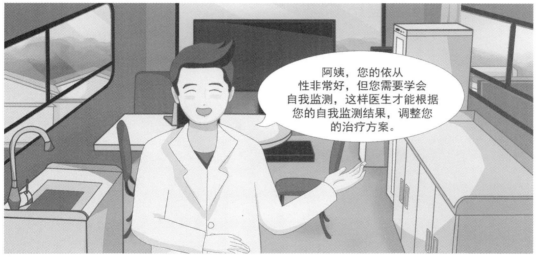

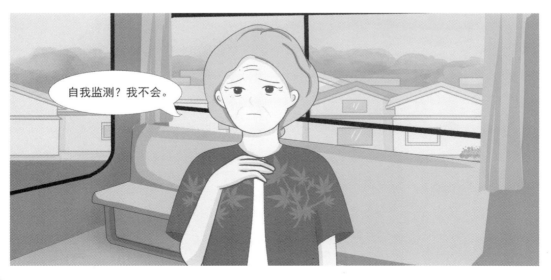

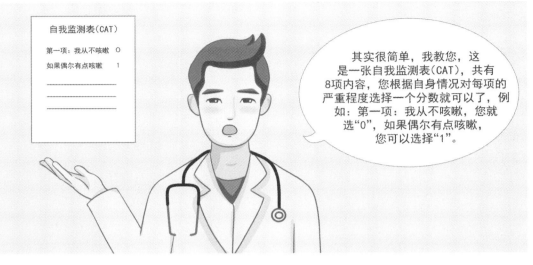

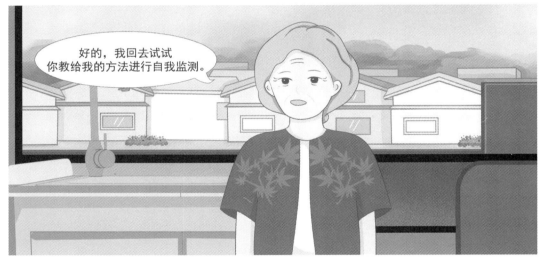

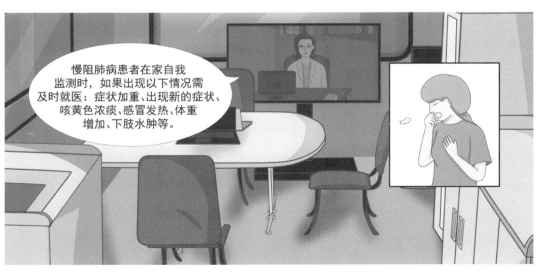

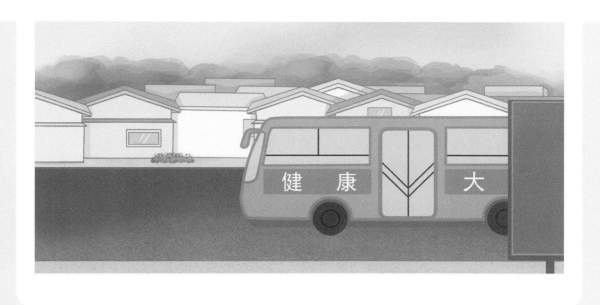

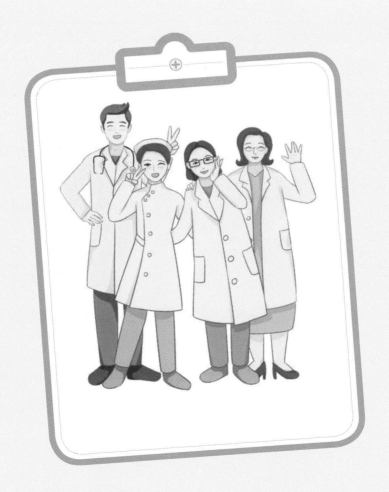

科普小知识

知识点1 慢阻肺病患者为什么要进行自我监测？

慢阻肺病患者在日常生活中应学会自我监测,这有利于了解自己病情控制、发展情况,还可以判定药物、呼吸功能锻炼的效果,同时对于就诊时医师对病情的评估很有帮助。

知识点2 慢阻肺病患者如何进行自我监测？

最常见的监测工具为CAT,主要包括:有无胸闷、咳嗽、咳痰、气喘等,得分越高表示健康状态越差,每个项目评分在0~5分,总分为40分,其中轻度症状者评分为0~10分,中度症状者评分为11~20分,重度症状者评分为21~30分,极重度症状者评分为31~40分。

慢阻肺病患者自我评估测试(CAT)

序号	症　　状	评　　分	症　　状
1	我从不咳嗽	0 1 2 3 4 5	我总是咳嗽
2	我肺里一点痰都没有	0 1 2 3 4 5	我有很多痰
3	我一点也没有胸闷的感觉	0 1 2 3 4 5	我有很严重的胸闷感觉
4	当我在爬坡或爬一层楼梯时没有喘不过气的感觉	0 1 2 3 4 5	当我在爬坡或爬一层楼梯时,会感觉喘不上气
5	我在家里的任何活动都不受慢阻肺病的影响	0 1 2 3 4 5	我在家里的任何活动都受到慢阻肺病的影响
6	尽管有肺病我仍有信心外出	0 1 2 3 4 5	因为我有肺病,我没有信心外出
7	我睡得好	0 1 2 3 4 5	因为有肺病我睡得不好
8	我精力旺盛	0 1 2 3 4 5	我一点精力都没有

注:数字0~5表示严重程度,请标记最能反映您当时情况的选项,并在数字上打√,每个问题只能标记1个选项。

知识点3 慢阻肺病患者在自我监测时出现哪些症状需要及时就医？

① 临床症状的加重;② 咳黄浓痰;③ 感冒发热;④ 体重增加;⑤ 下肢水肿等。

（作者:蒲文　审核:杨建华）

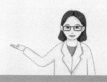

5.3 慢阻肺病患者康复训练不可少

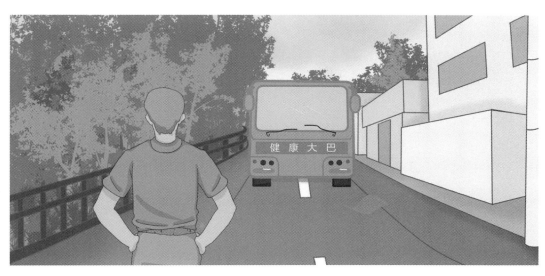

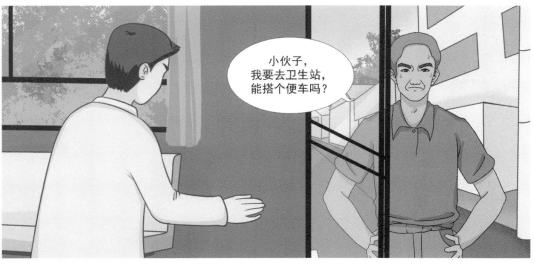

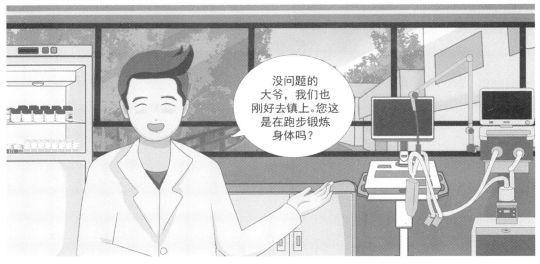

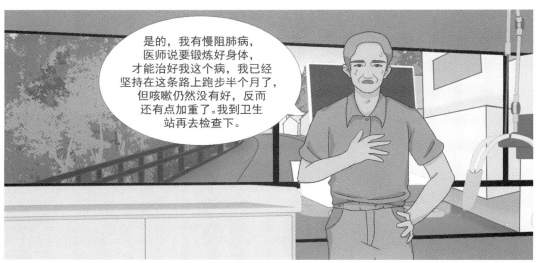

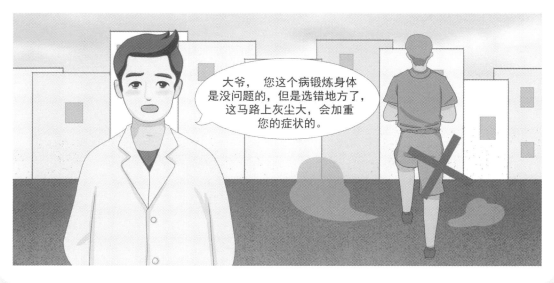

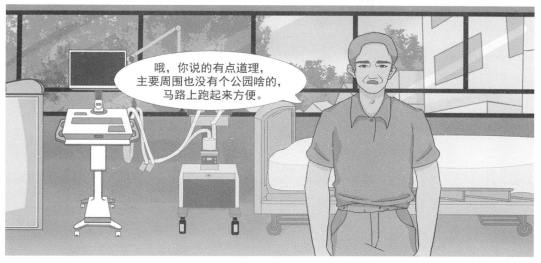

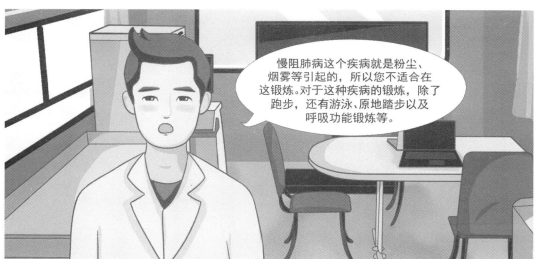

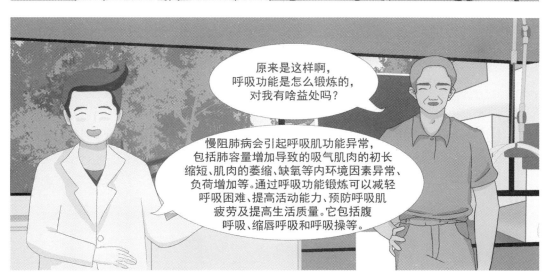

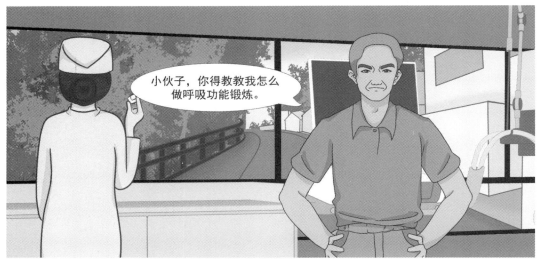

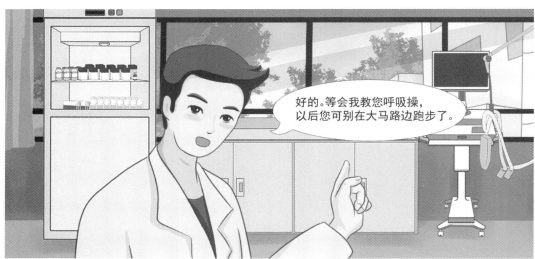

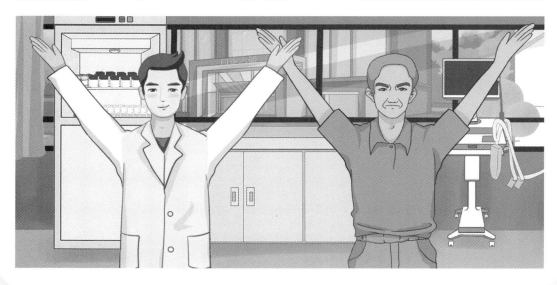

科普小知识

🔍 知识点 1 慢阻肺病对呼吸功能有哪些影响?

慢阻肺病会导致患者呼吸肌功能的异常,包括肺容量增加导致的吸气肌肉的初长缩短、肌肉的萎缩、缺氧等内环境因素异常、负荷增加等。日常的康复锻炼有助于患者恢复部分呼吸功能,减缓呼吸功能衰减的速度和改善日常生活的症状。

🔍 知识点 2 慢阻肺病患者康复锻炼的内容有哪些?

一般包括原地踏步、散步、慢跑等,病情比较轻的患者可以采取游泳的方式;最重要的康复锻炼方式为呼吸功能锻炼,包括腹呼吸、缩唇呼吸和呼吸操等。

🔍 知识点 3 呼吸操的步骤有哪些?

(1)平静呼吸。
(2)立位吸气,前倾呼气。
(3)单举上臂吸气,双手压腹呼气。
(4)平举上肢吸气,双臂下垂呼气。
(5)平伸上肢吸气,双手压腹呼气。
(6)抱头吸气,转体呼气。
(7)立体上肢上举吸气,蹲位呼气。
(8)腹式缩唇呼吸。30 min/次,3～5次/周。

(作者:蒲文　审核:杨建华)

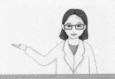

5.4 慢阻肺病患者正确的氧疗方式

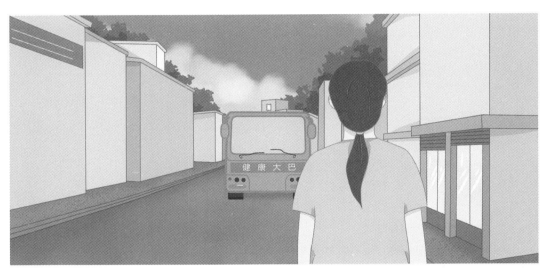

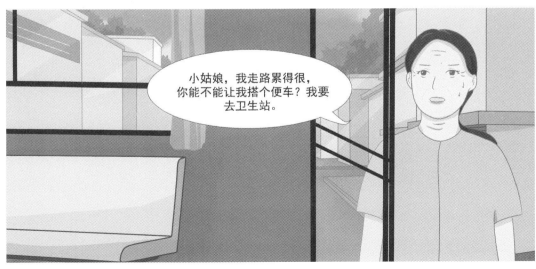

小姑娘，我走路累得很，你能不能让我搭个便车？我要去卫生站。

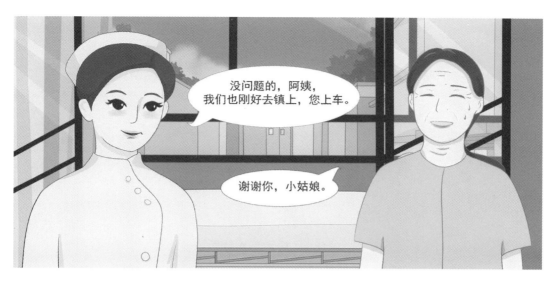

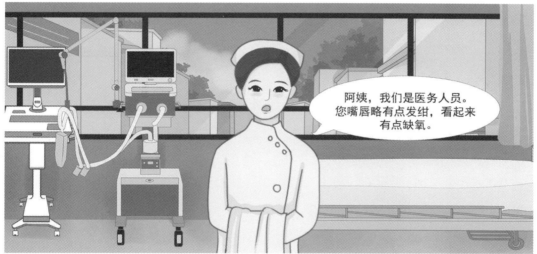

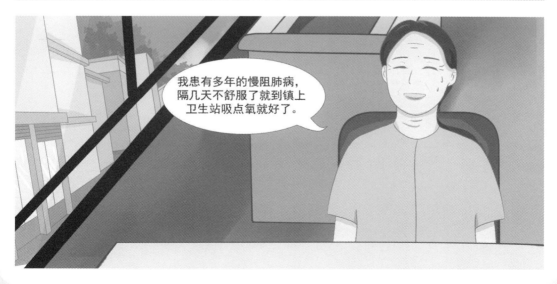

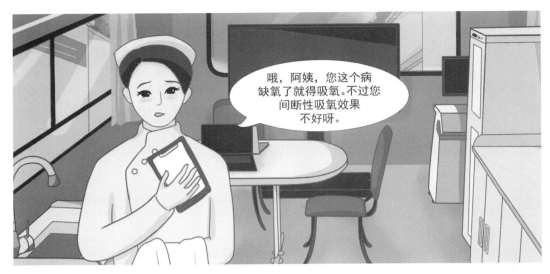

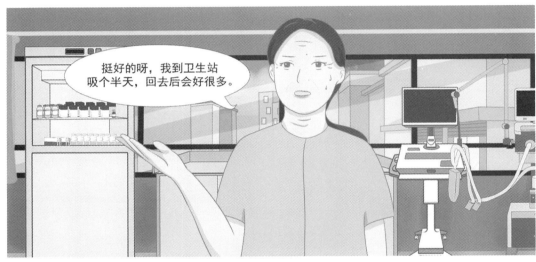

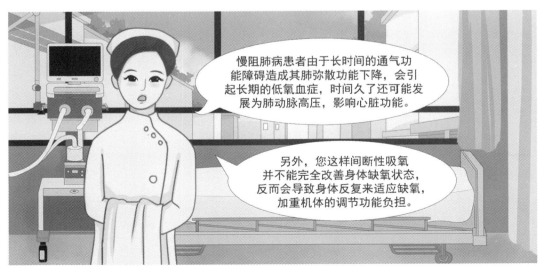

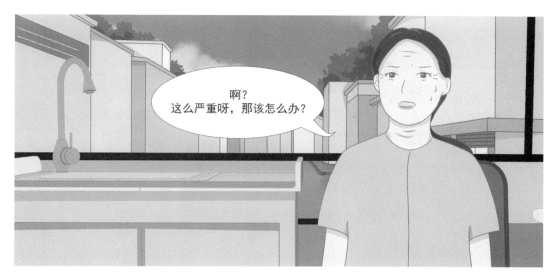

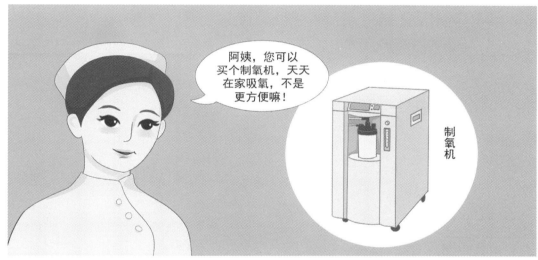

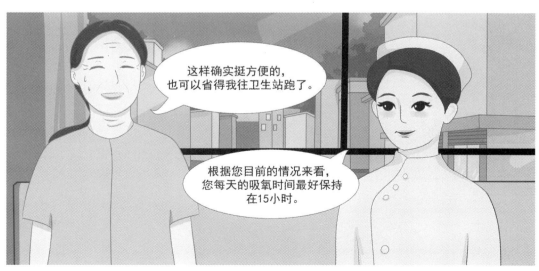

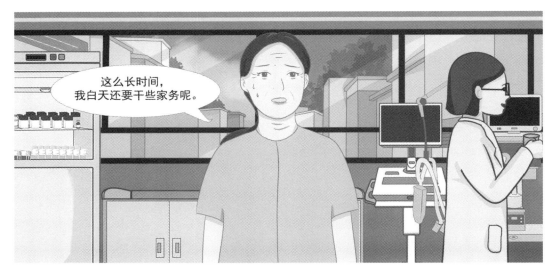

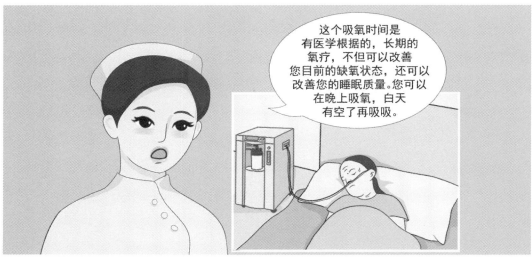

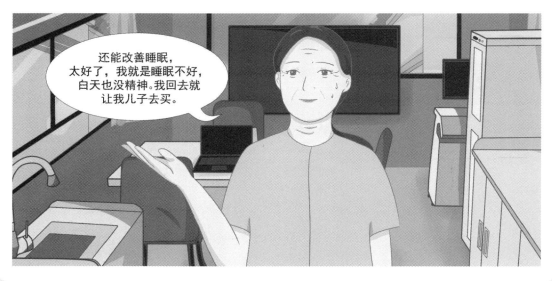

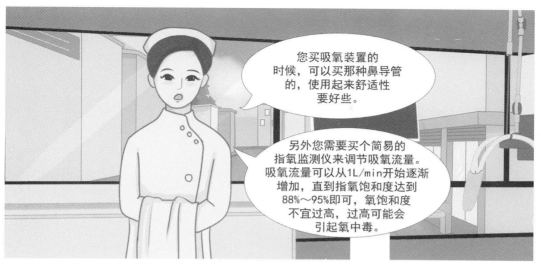

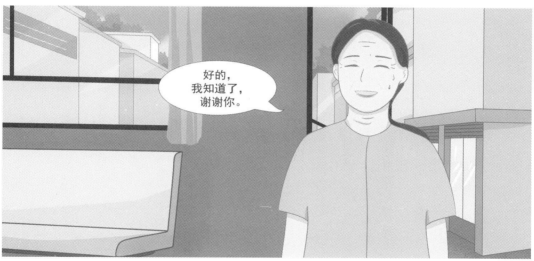

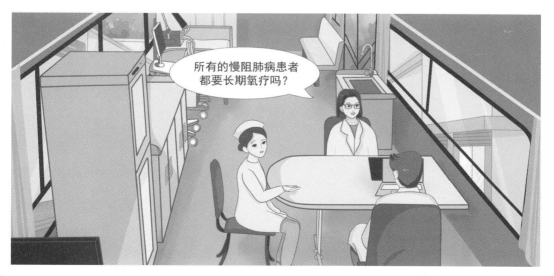

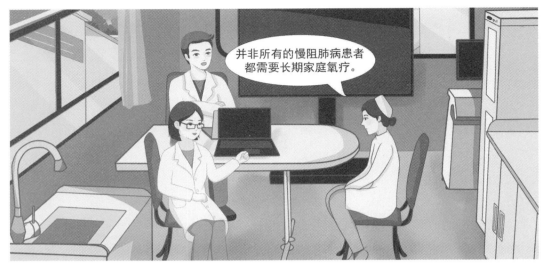

并非所有的慢阻肺病患者都需要长期家庭氧疗。

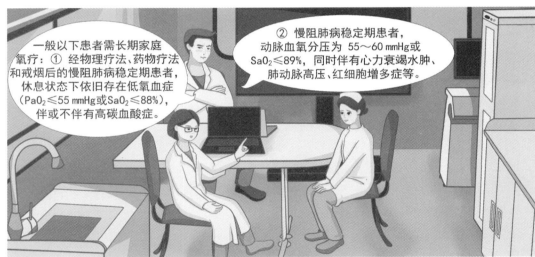

一般以下患者需长期家庭氧疗：① 经物理疗法、药物疗法和戒烟后的慢阻肺病稳定期患者，休息状态下依旧存在低氧血症（$PaO_2 \leq 55$ mmHg或$SaO_2 \leq 88\%$），伴或不伴有高碳血酸症。

② 慢阻肺病稳定期患者，动脉血氧分压为 55～60 mmHg或$SaO_2 \leq 89\%$，同时伴有心力衰竭水肿、肺动脉高压、红细胞增多症等。

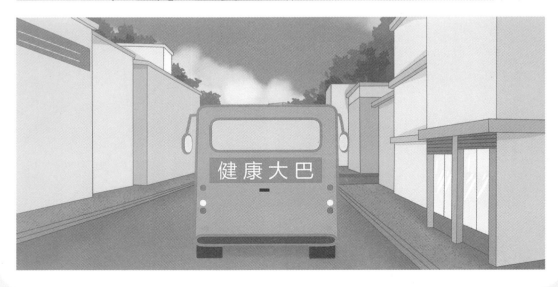

健康大巴

科普小知识

知识点 1 慢阻肺病患者长期家庭氧疗的目的是什么?

提高慢阻肺病患者的生存率和运动耐力,降低慢阻肺病患者的肺动脉压,提高慢阻肺病患者的精神认知功能,改善低氧血症,提高睡眠质量与睡眠效率,同时还能降低慢阻肺病患者再入院率、住院时间及平均急诊次数。

知识点 2 慢阻肺病患者长期家庭氧疗的适应症有哪些?

并非所有的慢阻肺病患者都需要长期家庭氧疗,满足以下条件之一的患者就需考虑长期家庭氧疗了。

(1)经物理疗法、药物疗法和戒烟后的慢阻肺病稳定期患者,休息状态下依旧存在低氧血症($PaO_2 \leqslant 55$ mmHg 或 $SaO_2 \leqslant 88\%$),伴或不伴有高碳酸血症。

(2)慢阻肺病稳定期患者,动脉血氧分压为 $55 \sim 60$ mmHg 或 $SaO_2 \leqslant 89\%$,同时伴有心力衰竭水肿、肺动脉高压、红细胞增多症等。

知识点 3 慢阻肺病患者长期家庭氧疗的方法是什么?

慢阻肺病患者进行长期家庭氧疗,按照起始流量进行治疗,临床推荐的起始流量为 1 L/min,同时观察患者的 SaO_2 情况,若无法达到 90%,则可以按照 1 L/min 的计量逐渐增加流量,直到患者 SaO_2 达到 90% 及以上,最大氧流量不可超过 4 L/min,每次调节氧流量时要间隔 20 min,未合并高碳酸血症的患者在夜间休息时可将氧流量调节至 1 L/min。每日氧疗推荐时间为 15 h。

(作者:蒲文　审核:杨建华)

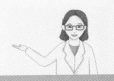

5.5 慢阻肺病患者的饮食大有讲究

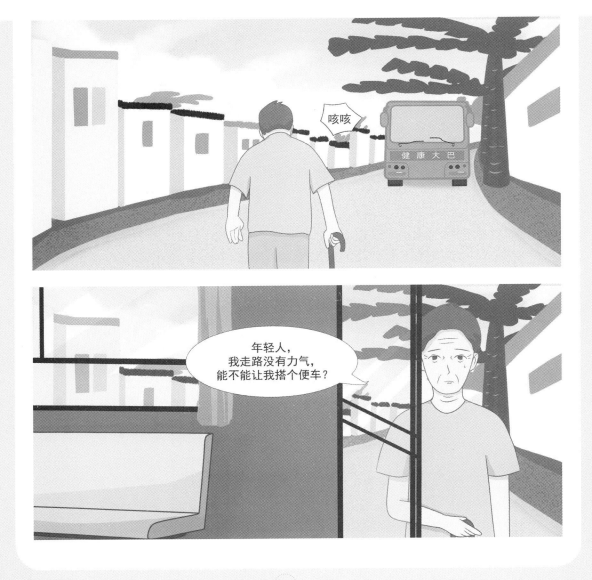

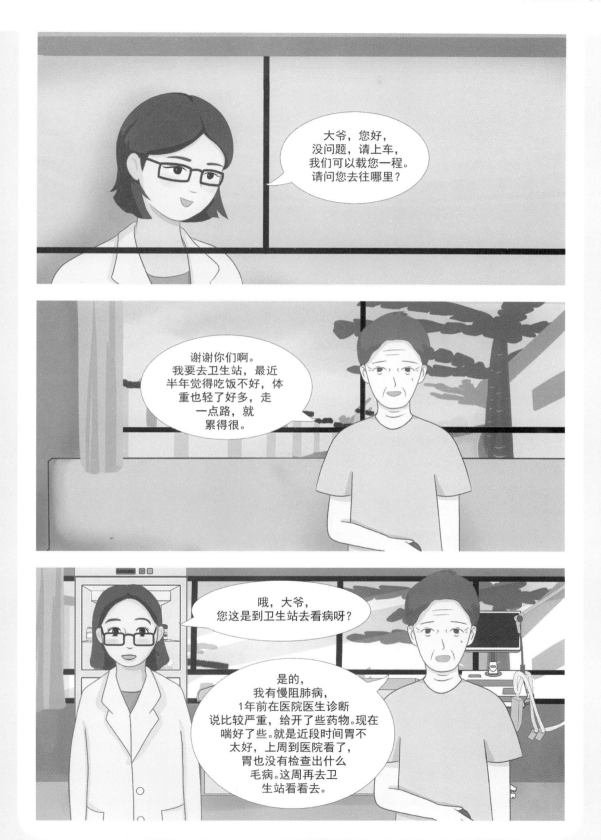

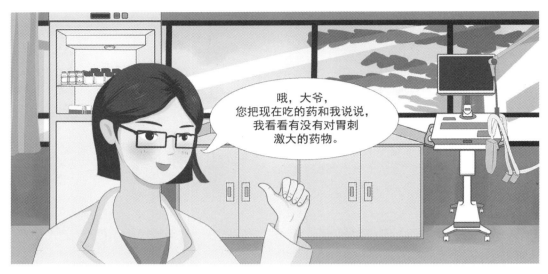

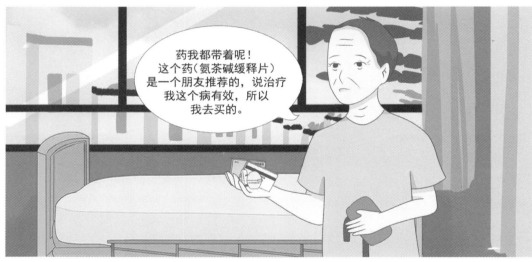

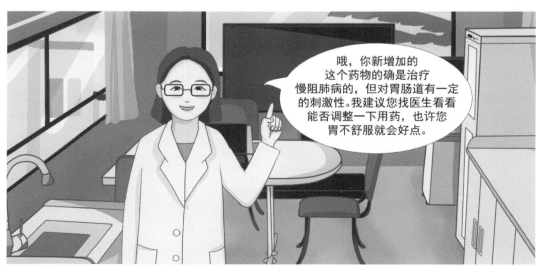

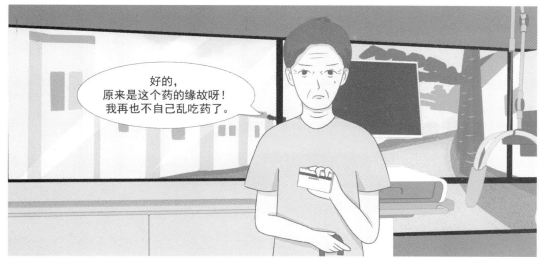

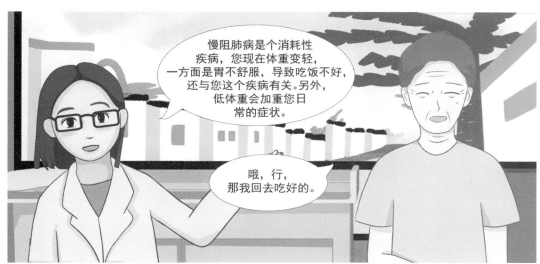

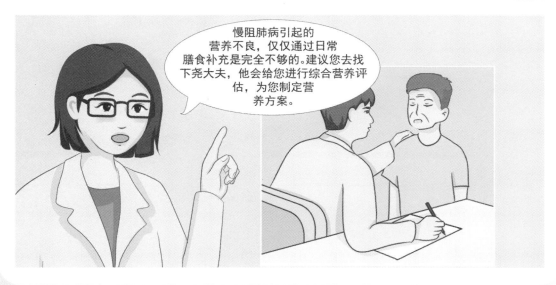

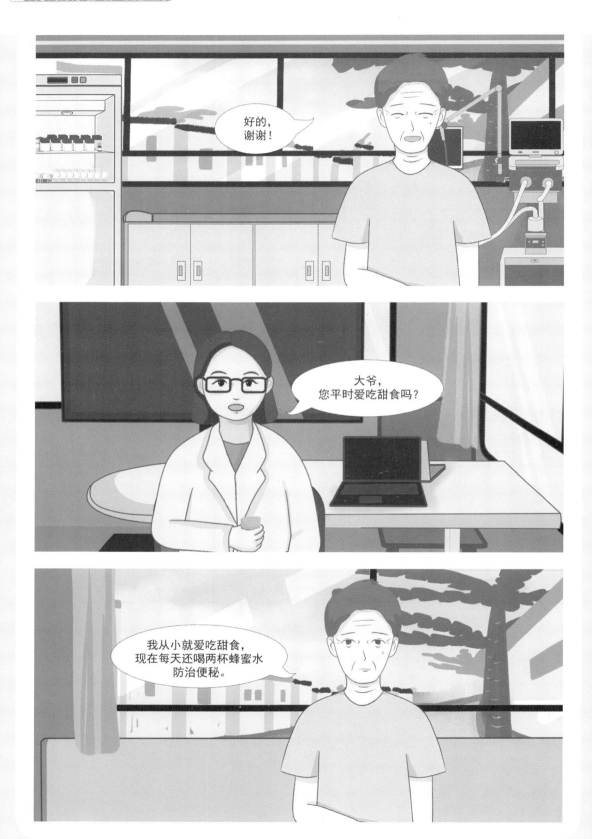

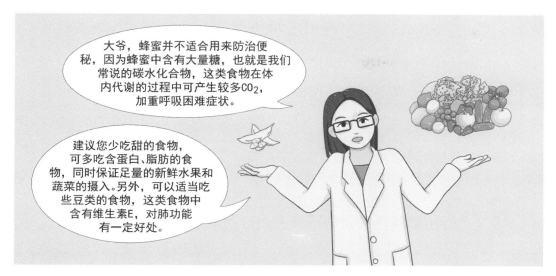

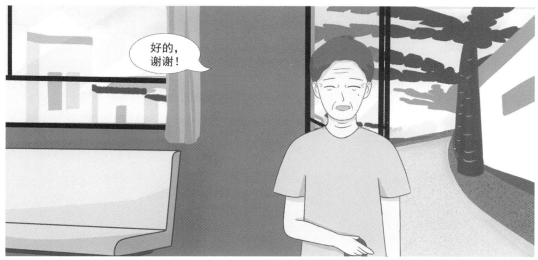

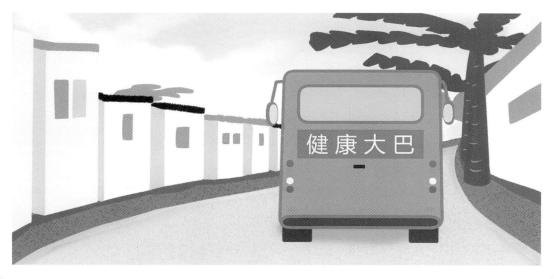

科普小知识

📑 知识点 1 慢阻肺病与营养不良间的关系如何？

慢阻肺病患者常常发生营养不良情况,营养不良与慢阻肺病患者严重程度、肺功能、预后等有关系。营养状况随着慢阻肺病进展而下降,并且可以视为慢阻肺严重程度的标志。营养不良是慢阻肺病患者高死亡率的危险因素。

📑 知识点 2 慢阻肺病合并营养不良的治疗方案是什么？

慢阻肺病患者的营养不良不完全能通过普通的膳食来改善,需要专业的营养医生或营养药师来评估营养状况,根据评估结果制定营养治疗方案,包括肠内营养及肠外营养。

📑 知识点 3 慢阻肺病合并营养不良患者的饮食应注意哪些？

对于中、重度通气功能障碍患者应以高蛋白质、高脂肪、低碳水化合物为宜。不宜进食过多的含糖食物,避免加重呼吸困难症状。在日常饮食中应保证足够量的新鲜水果和蔬菜的摄入。

(作者:蒲文　审核:杨建华)

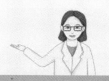

5.6 慢阻肺病与睡眠呼吸暂停综合征

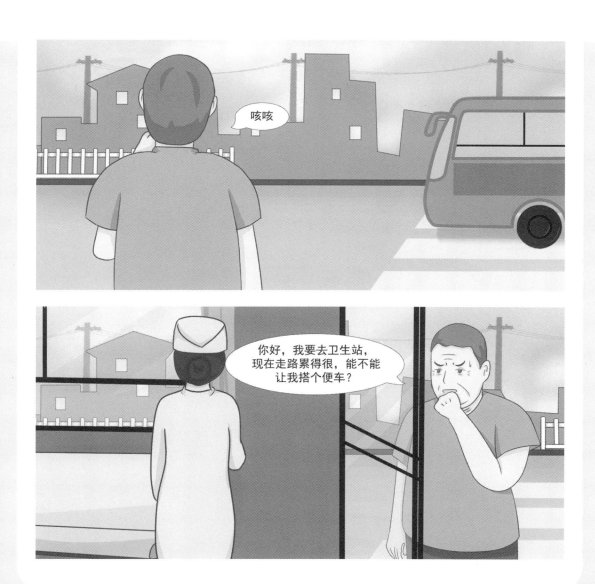

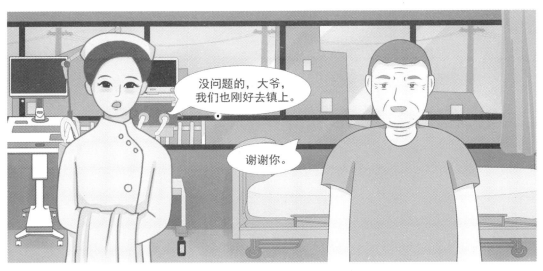

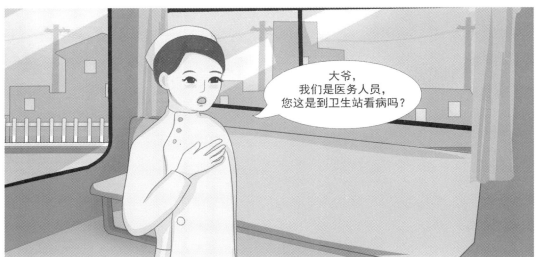

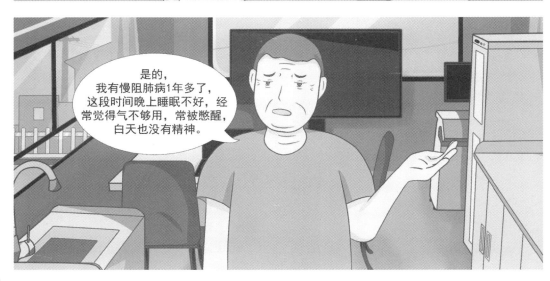

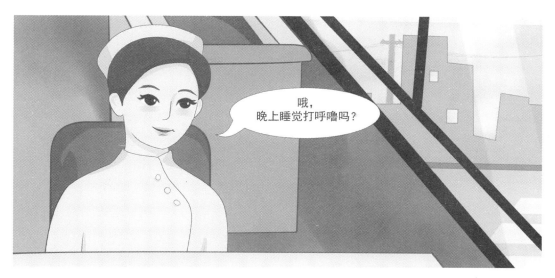

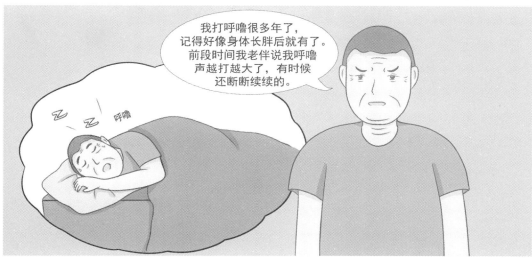

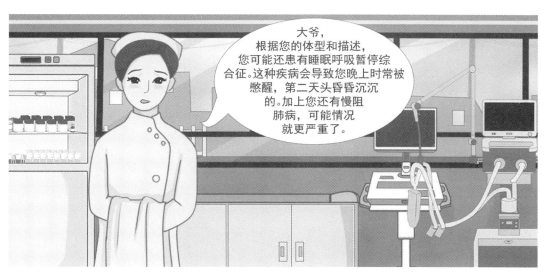

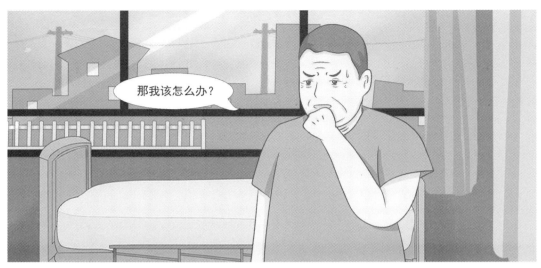

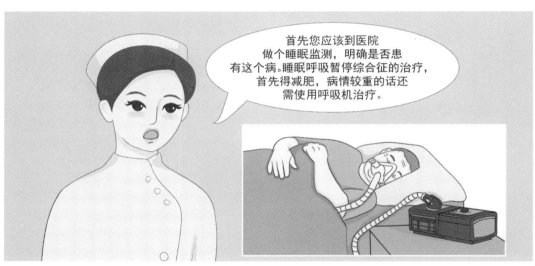

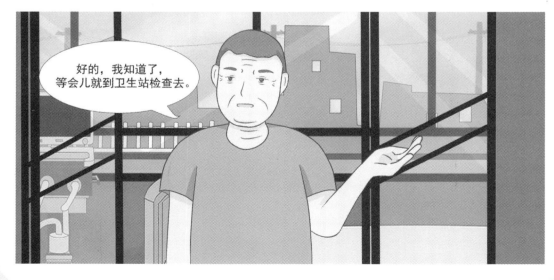

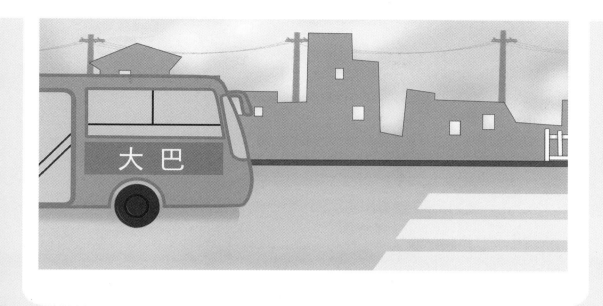

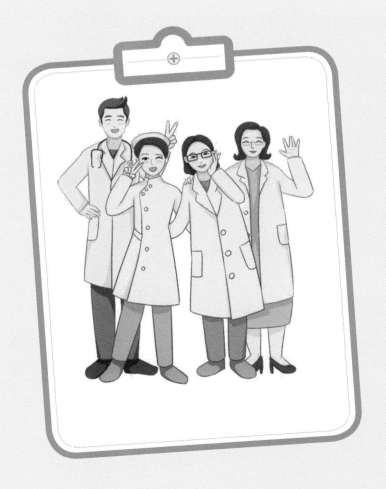

科普小知识

知识点 1 睡眠呼吸暂停综合征的表现有哪些?

夜间睡眠过程中打鼾且鼾声不规律,呼吸及睡眠节律紊乱,反复出现呼吸暂停及觉醒,或患者自觉憋气、夜尿增多、晨起头痛、口干、白天嗜睡明显、记忆力下降。

知识点 2 慢阻肺病与睡眠呼吸暂停综合征重叠有何危害?

这被称为重叠综合征。重叠综合征是指两种具有某些相同特征的疾病先后或同时发生在一位患者身上。这两种疾病发生在一个人身上后会加重气道堵塞,引起长期的低氧血症和二氧化碳潴留,对全身多脏器有损害。

知识点 3 睡眠呼吸暂停综合征的治疗方法有哪些?

体重是睡眠呼吸暂停综合征和慢阻肺病共同的危险因素,超重或肥胖的患者,应通过合理的饮食与锻炼等加强体重控制。戒烟、控制睡前饮酒等不良生活习性。无创正压通气治疗是睡眠呼吸暂停综合征的首选治疗方法,它能改善或纠正慢阻肺病导致的慢性呼吸衰竭。

(作者:蒲文　审核:杨建华)